实用临床 X线 诊断图解（第二版）

李 泉 翟长彬 张成周 主编

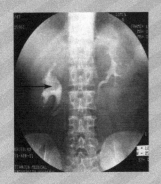 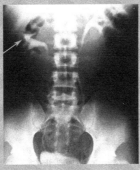 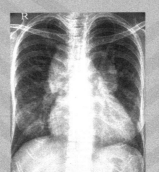 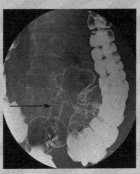

化学工业出版社

·北京·

图书在版编目（CIP）数据

实用临床 X 线诊断图解/李泉，翟长彬，张成周主编.
2 版.—北京：化学工业出版社，2018.7（2023.11重印）
ISBN 978-7-122-32278-4

Ⅰ.①实…　Ⅱ.①李…②翟…③张…　Ⅲ.①X 射线
诊断-图谱　Ⅳ.①R814-64

中国版本图书馆 CIP 数据核字（2018）第 110321 号

责任编辑：赵兰江　　　　　　　　　　　装帧设计：张　辉
责任校对：王　静

出版发行：化学工业出版社（北京市东城区青年湖南街 13 号　邮政编码 100011）
印　　装：北京盛通数码印刷有限公司
787mm×1092mm　1/16　印张 10　字数 236 千字　2023 年 11 月北京第 2 版第 3 次印刷

购书咨询：010-64518888　　售后服务：010-64518899
网　　址：http://www.cip.com.cn
凡购买本书，如有缺损质量问题，本社销售中心负责调换。

定　　价：48.00 元　　　　　　　　　　　　　　　版权所有　违者必究

编写人员名单

主　编　李　泉　翟长彬　张成周

副主编　王　宁　刘　健　邓雯雯　邢成颜

编　者　李　泉　翟长彬　张成周　王　宁　刘　健
　　　　邓雯雯　邢成颜　杨明瑞　王福倩　任　文
　　　　冯奇星　褚志慧　杲霄源　张　林

前　言

本书第一版出版后，受到广大使用者的好评，因此，结合近几年医学影像学的新进展，我们在第一版的基础上增加和修改了较多的内容和图片，内容更加丰富，图片更加清晰。本书根据 X 线诊断在临床工作中的应用特点，按照系统分章，尽量选择常见病、多发病及典型病例，力求以简明的文字、清晰的图片，为读者提供一本内容丰富、直观实用的参考书。本书所用图片多数选自临床诊断工作中收集的典型病例。

本书为《临床影像诊断图解》丛书之一，该丛书由滨州医学院附属医院张林教授组织相关专家编写，由于编者水平所限，不足之处在所难免，敬请读者和广大同仁批评指正。

编者

2018 年 4 月

目　录

第1章 骨骼关节系统

第1节 骨关节发育畸形

一、四肢畸形

（一）马德隆畸形（Madelung deformity）

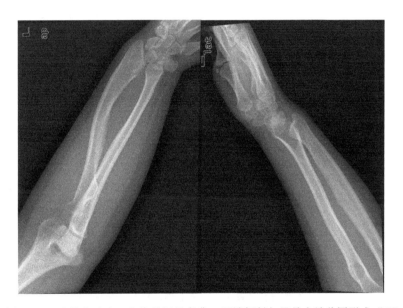

图 1-1-1 腕骨角减小，左桡骨短且弯曲，远端倾斜与尺骨末端共同形成"V"形凹陷，近排腕骨嵌在其内

【X 线表现】

（1）桡骨短而弯，远端关节面向掌侧及尺侧明显倾斜，内侧缺损；尺骨相对增长并向远端和背侧突出，二者形成"V"形切迹。

（2）近排腕骨形成以月骨为顶端的锥形排列，嵌在尺、桡骨"V"切迹内。

（3）腕骨角（正常为130°）变小。

【特别提示】

马德隆畸形为常染色体显性遗传疾病，常双侧发病，女性多见。特征表现为前臂短而弯曲，手背背屈，尺骨茎突异常突出，手与前臂的形状如"枪刺刀"。

（二）并指畸形

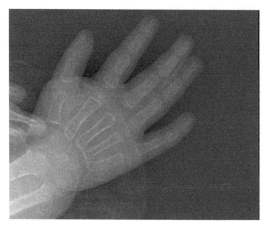

图 1-1-2 　第三四指骨并指畸形，二指间软组织相连接

【X 线表现】

（1）并指畸形为常见的手部畸形，可以为软组织连接，也可为骨性连接。

（2）可伴有多指、短指畸形。

（三）先天性肩胛骨高位症（sprengel 畸形）

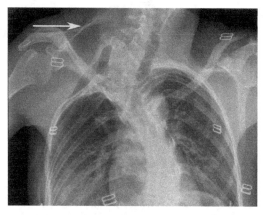

图 1-1-3 　右侧肩胛骨较小，位置上移，其上缘至颈 5 椎体水
平。右肩胛骨脊柱缘向中线方向移位，肩胛盂小而浅。肩锁关
节位置高于左侧。脊柱呈 "S" 型侧弯，T1～T3 椎体融合，右侧
3、4 肋骨融合

【X 线表现】

（1）患侧肩胛骨发育小，位置高，其上缘相当于或超过第 1 肋骨头水平。

（2）肩胛骨内缘向中线方向移位，肩胛盂小而浅，肩锁关节位置高。

（3）肩胛骨与下颈椎棘突间可有肩椎骨骨桥相连（或称肩胛上骨）。

（4）常合并其他畸形：颈椎半椎体、椎体缺如、先天性脊柱侧弯、肋骨融合等。

【特别提示】

先天性肩胛高位症又称肩胛骨下降不全，为一种少见的先天性畸形。胎儿期，肩胛骨形成于颈部，后逐渐下降至第2至8胸椎间。如发育过程中，肩胛骨下降发生障碍，即形成肩胛骨高位畸形。一般为单侧发病，双侧约为10%，女性略多于男性。轻者需要仔细观察才能确定，重者肩胛骨几乎要碰到枕骨。

（四）先天性髋关节脱位

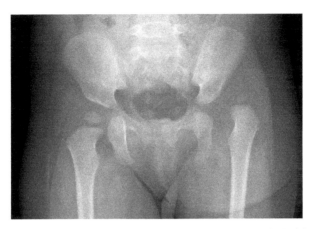

图 1-1-4　左侧髋臼浅而不规则，髋臼角增大。左侧股骨头骨骺发育小于对侧，且向外上方移位，位于 Perkin 方格外上象限，左侧 Shenton 线不连续。右侧髋关节未见确切异常

【X 线表现】

（1）髋臼浅而不规则，髋臼角增大，股骨头发育小于对侧。常合并有骨骺的缺血坏死。骨盆正位片上，两侧 Y 形软骨中心连线与髋臼上下缘连线所形成的夹角。正常值新生儿为30°，1岁以后不应超过25°，2岁时为20°，成人为10°。先天性髋关节脱位时髋臼变浅，髋臼角增大。

（2）其他常用的测量方法①股骨头骨骺出现前：内侧关节间隙，即泪滴距，为干骺端的内侧缘与相邻髋臼壁的距离，左右相差不超过1.5mm，若增宽为髋关节外侧脱位；外侧线（Calve 线），为髂翼的外侧面与股骨颈外侧面间的弧形连线，正常为连续；Shenton 线，为股骨颈内缘与同侧闭孔上缘形成连续的弧形线，正常为连续。②股骨头骨骺出现后：Perkin 方格，在 Hilgenreiner 线的基础上，经髋臼外上缘引其垂线，称为 Perkin 线，二线相交形成象限为 Perkin 方格，正常股骨头骨骺位于内下象限；C-E 角（center-edge angle），C-E 角减小，提示髋关节脱位。

【特别提示】

先天性髋关节脱位包含髋臼发育不良及髋关节不稳两层含义，又称髋关节发育异常（DDP）。女性多于男性。影像检查以 X 线平片首选。

（五）马蹄内翻足

【X 线表现】

（1）距骨变扁而宽，近端关节面呈切迹状，距骨中轴线向外偏离第一跖骨（正常时距骨中轴线通过第一跖骨）。

（2）跟骨短而宽，并内翻及上移位。足舟骨呈楔形。前足内翻并呈马蹄形。

（3）足弓凹陷，跖骨互相靠拢。第五跖骨肥大，第一跖骨萎缩。

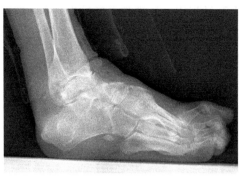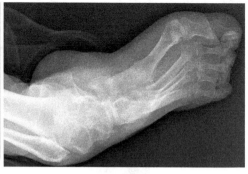

图 1-1-5　右侧跟骨短而宽，内翻及上移位。右侧距骨扁而宽。第五跖骨肥大，第一跖骨相对较细小

二、脊柱畸形

（一）椎体融合

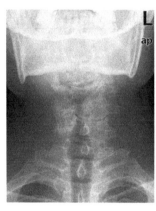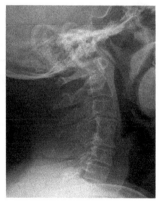

图 1-1-6　颈 4、5 椎体骨性融合，椎间隙消失，融合后椎体高度不变，
前缘略凹陷

【X 线表现】

椎体融合又称阻滞椎，最常见于腰椎和颈椎。可分为完全融合（椎间隙消失）和部分融合（残留部分椎间盘痕迹，或只残留骨性椎板）。可仅椎体融合，附件亦可同时受累。融合椎体高度不变或稍增加，前后径稍小。

（二）脊椎裂

【X 线表现】

（1）脊椎裂大多数为隐性脊椎裂，最常累及腰骶部。也可合并脊髓、脊膜膨出。

（2）脊椎裂表现为左、右椎板不融合，常合并椎弓根间距的增宽及游离棘突。

（3）脊膜膨出正位片显示为与脊椎裂的部位相重合的圆形软组织密度影。

（三）侧向半椎体及矢状椎体裂

【X 线表现】

（1）侧向半椎体 X 线表现为尖端指向不发育侧的楔形，伴不同程度脊柱侧弯。

（2）矢状椎体裂正位 X 线表现为椎体中央部很细，形似蝴蝶的两翼，称为蝴蝶椎。

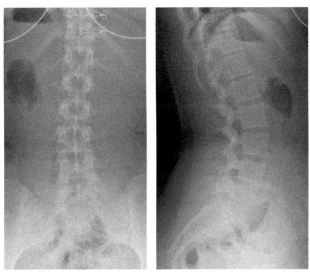

图 1-1-7　腰 5 左、右椎板未融合

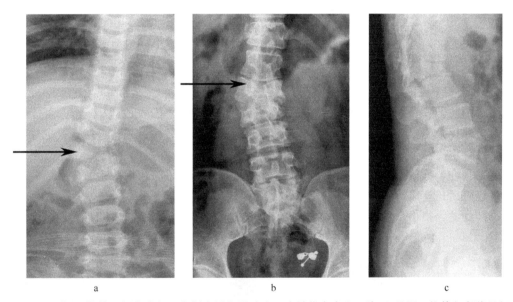

| a | b | c |

图 1-1-8　胸 12 椎体左侧半确如，右侧半呈楔形改变，尖端指向中心，胸 11 及腰 1 椎体相邻缘呈相应改变，左侧第 12 肋骨缺如（图 1-1-8a）。腰 2 椎体中央部见纵行线状透亮影，两个三角形骨块尖端相对，形似蝴蝶的两翼，腰 1 及腰 3 椎体相邻缘呈隆起样改变（图 1-1-8b，图 1-1-8c）

【特别提示】

　　椎体在胎儿发育过程中，借冠状及矢状裂隙分为前后及左右四个化骨中心。如果成对的椎体化骨中心有一个不发育，则形成侧向半椎体。两个软骨中心联合异常，椎体成为左右两个三角形骨块，称矢状椎体裂。

（四）移行椎

【X 线表现】

移行椎可分为腰椎骶化和骶椎腰化。

（1）腰椎骶化：腰 5 一侧或双侧横突宽而过长，与骶骨上缘形成假关节或融合。

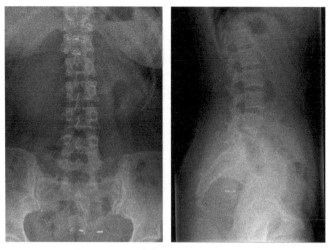

图 1-1-9　腰 5 右侧横突增大，与骶骨构成假关节

（2）骶椎腰化：骶椎出现与骶翼分离的横突，或骶 1、骶 2 椎体之间出现椎间盘。

第 2 节　骨关节发育障碍

一、软骨发育不全

【X 线表现】

（1）四肢：长骨短粗，干骺端变宽，中间凹陷，呈"杯口"状或"V"形，骨骺位于其内。二次骨化中心出现延迟，发育小，骺线提前闭合。尺骨较桡骨短，近端宽，远端细。手足短管状骨粗短，手指近于等长。

（2）脊柱：椎体小，后缘轻度凹陷，骨性椎板不规则，椎弓根间距由腰 1～腰 5 逐渐变小，椎管前后径变窄。

（3）骨盆：狭小，髂骨呈方形。坐骨大切迹小，深凹呈鱼口状或鸟嘴状。髋臼上缘宽呈水平状。

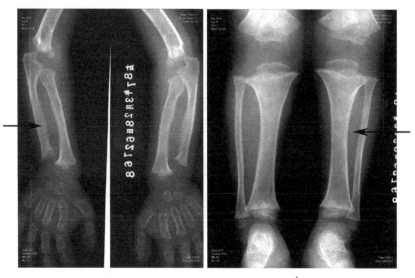

a　　　　　　　　　　b

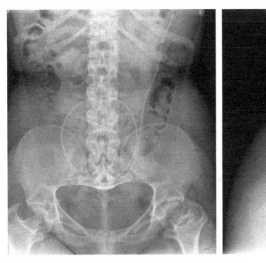
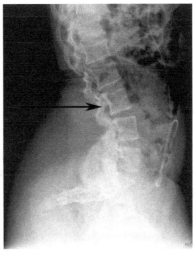

c   d

图 1-2-1　双侧尺桡骨和胫腓骨短粗，干骺端变宽，中间凹陷，呈"杯口"状，骨骺位于其内。尺骨较桡骨短，近端宽，远端细；手短管状骨粗短，手指近于等长。胸腰椎椎体小，后缘轻度凹陷，椎弓根间距由腰 1～腰 5 逐渐变小，椎管狭窄。骨盆狭小，髂骨呈方形，坐骨大切迹小，骨盆深凹呈鱼口状。髋臼上缘增宽呈水平状

（4）颅骨：颅底小，颅盖相对较大，额骨前凸，鼻根塌陷。

【特别提示】

　　软骨发育不全病因为软骨内化骨障碍所致，躯干不成比例，长管状骨对称性变短，手指粗短，几乎等长，第 3、第 4 指自然分开，呈"三叉手"畸形；头颅为短头型，颅大面小，鼻根塌陷，下颌突出；腹膨隆，翘臀。智力及性发育正常。

二、石骨症

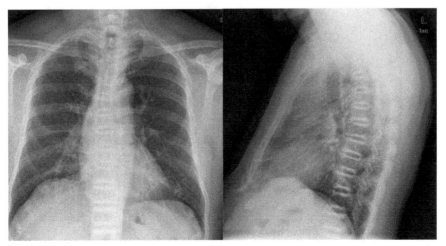

图 1-2-2　肋骨、脊椎骨密度明显增高，椎体上下终板明显硬化，增宽，中央相对密度低，呈"三明治"样表现

【X 线表现】

全身大部分或全部骨骼对称性密度增高硬化，皮质增厚，髓腔变窄甚至闭塞。

（1）长骨：干骺端塑形不良，并出现横行更致密条纹影。

（2）髂骨翼：有多条与髂骨翼平行的弧形致密线。

（3）椎体：椎体上下终板明显硬化，增宽，中央相对密度低，呈"三明治"样表现。

（4）颅骨：普遍性密度增高，板障消失，颅底硬化显著。

（5）"骨中骨"：多见于椎体、骨盆和短管状骨。

【影像鉴别】

（1）铅、磷、铋等金属中毒：多有职业史，在干骺端及关节软骨下形成所谓的"铅线"。

（2）氟骨症：松质骨骨小梁增粗，呈纱布网眼状结构，韧带或骨间膜出现玫瑰刺状钙化。

（3）成骨性转移：多有恶性肿瘤病史，病变主要发生于红骨髓分布区。

【特别提示】

骨中骨征为石骨症（osteopetrosis）的特异性改变。石骨症为一种泛发型骨硬化病，又称大理石骨病。石骨症可分为两型，即幼儿型（也为恶性型）和成人型（良性型）。本病为成骨异常所致，由于破骨细胞明显缺乏，骨质吸收活动减弱，使钙化的软骨基质积存，髓腔缩小甚至闭塞。骨皮质增生，骨松质致密，两者间不能分辨。骨中骨征的终板下骨质硬化即为破骨功能障碍所致的异常骨质沉积。

三、蜡油骨病

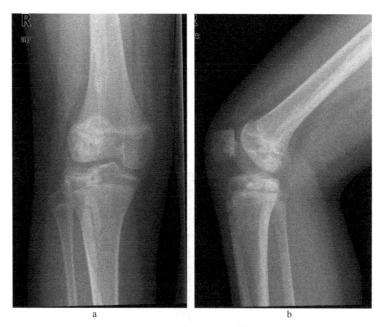

图 1-2-3　左侧股骨远端、胫骨等骨骼表面可见到致密斑块影，骨轮廓呈特殊的"流注状"改变

【X线表现】

（1）一侧肢体中数骨同时受累，且多分布在骨骼的同一侧，呈特殊的"流注状"。

（2）腕骨、跗骨及骨骺等处可见到骨内致密斑块，骨轮廓无改变。

（3）邻近软组织中常有骨质沉着，骨干的肌腱附着处可有骨刺形成。

【影像鉴别】

硬化性骨髓炎：多为单骨发病，皮质增厚呈梭形隆起，髓腔增生硬化，局部可见线样骨膜反应，高 KV 摄影或 CT 扫描显示硬化区内可有骨质破坏。

【特别提示】

蜡油骨病是一种较为少见的骨质硬化性疾病，易侵犯一侧肢体，病变由长骨近端开始，沿骨长轴向远侧延伸，可累及一侧肢体的数块骨骼。本病不侵犯关节，关节面始终保持光滑为本病特点之一。从儿童至老年都可发病，但多数发生于5～20岁。在短骨多为内膜性，在长骨则多为皮质（外骨膜）性或皮质内膜的混合增生。

四、成骨不全

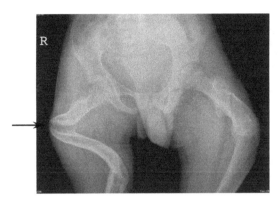

图 1-2-4　骨盆及双侧股骨骨质疏松。双侧股骨弯曲变形，可见多处骨折及畸形愈合改变，并可见线状低密度骨折线

【X线表现】

（1）多发骨折，骨皮质菲薄、骨密度减低、长管状骨明显；骨折愈合快，伴有的骨痂量正常或过量。

（2）长管状骨：四肢长骨变粗短，皮质变薄，骨松质密度减低，骨小梁结构模糊，以股骨、肱骨和胫骨为著。

（3）颅骨：头颅呈短头畸形，两颞突出，颅板变薄，颅缝增宽，囟门增大，闭合延迟，常有缝间骨。

（4）椎体：密度减低，伴双凹变形。

（5）肋骨：变细，皮质变薄，密度减低。

【特别提示】

成骨不全又称脆骨病，为遗传性病变，由于成骨细胞数目过少或活力障碍，导致骨膜下成骨和骨内成骨受限，而骨骺端的软骨成骨并无障碍。具有骨质疏松易骨折、蓝色巩膜、牙齿发育不全、听力障碍四大特点。

第3节　骨与关节创伤

一、骨折

（一）四肢骨折

1.骨骺分离

【X线表现】

骨骺分离根据 Salter-Harris 分型法，分为 5 型。

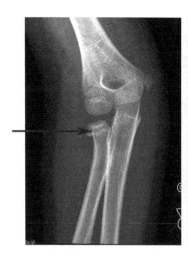
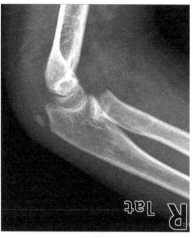

图 1-3-1　右侧桡骨小头骨骺向桡侧及背侧移位，干骺端可见游离骨折块随骨骺移位

（1）单纯骨骺分离（Ⅰ型）：骨骺与干骺端距离加宽或骨骺中心移位。

（2）骨骺分离伴干骺端骨折（Ⅱ型）：骨骺移位，干骺端有游离骨折块随骨骺移向一侧，游离骨折块多呈三角形。

（3）骨骺及骺板纵行骨折（Ⅲ型）：骨骺骨折延伸到干骺端并波及关节面，可部分与干骺端分离。

（4）贯通骨骺、骨骺板及干骺部纵形骨折（Ⅳ型）：分离的骨折片包含着部分骨骺和部分干骺部，多数累及关节软骨，可出现生长停顿及关节畸形。

（5）骺板压缩性损伤（Ⅴ型）：需要同时摄取健侧 X 线平片比较，可发现患侧骺线间隙狭窄或消失，先期钙化带重叠嵌入、参差不齐等。预后不良，可出现骨骺缩短及关节畸形。

2. 青枝骨折

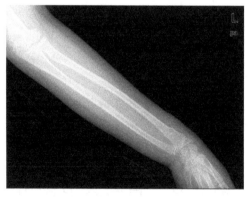

图 1-3-2　桡骨远侧干骺端皮质皱褶、凹陷，骨小梁中断，
不连续，呈低密度线状影，邻近可见线状致密影

【X 线表现】

儿童青枝骨常见于四肢长骨干，由于儿童骨有机成分比例较高而骨质较软，外伤时似嫩柳枝折断时外皮相连而得名，表现为骨皮质的微皱、成角改变。此时，要求我们必须仔细观察，而无其他捷径。

3. 肱骨颈骨折

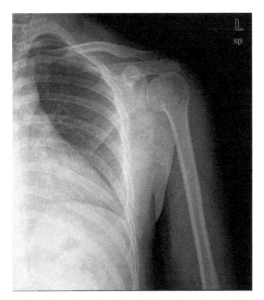

图 1-3-3 肱骨颈见横行骨折线，外侧皮质分离、内侧皮质重叠

【X 线表现】

按骨折机制和影像学表现，肱骨颈骨折分为内收或外展型损伤、伸展型损伤、屈曲型损伤。

（1）内收或外展型损伤：骨折线横行。内收型外侧皮质分离、内侧皮质重叠。外展型内侧皮质分离，外侧皮质嵌入。均无前后方向成角及错位。可合并大结节撕脱及肩关节脱位。

（2）伸展型损伤：断端向前成角，肱骨头后倾。

（3）屈曲型损伤：骨折向后成角，远断端向后上移位。

【特别提示】

肱骨颈为松质骨和坚质骨移行部位，最易发生骨折，好发于壮年和老年。

4. 肱骨髁上骨折

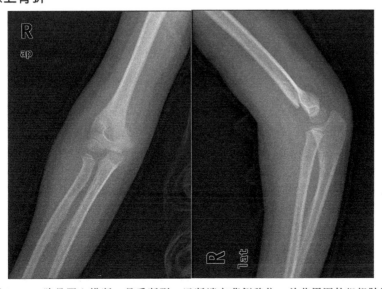

图 1-3-4 肱骨髁上横断、骨质断裂，远断端向背侧移位，关节周围软组织肿胀

【X线表现】

骨折分为伸展型损伤和屈曲型损伤。

（1）伸展型损伤：骨折线水平通过鹰嘴窝或其上方，骨折线方向由前下至后上；远断端向后移位，骨折断端向前成角；少数病例可发生粉碎性骨折。

（2）屈曲型损伤：骨折线由后下向前上斜行或者横行；骨折向后成角不明显；远断端向前移位或移位不明显。

【特别提示】

解剖上肱骨下端扁、薄、前屈，前后分别有冠状窝及鹰嘴窝，结构薄弱，易发生骨折。屈曲型损伤复位时应注意避免发生桡偏、尺偏及远断端的旋转错位等问题。

5. 柯莱斯骨折 （Colles' fracture）

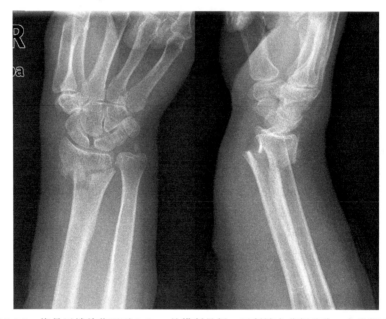

图 1-3-5　桡骨远端关节面下 1.5cm 处横断骨折，远断端向背侧移位，向掌侧成角

【X线表现】

柯莱斯骨折是指桡骨远端关节面下 2.5cm 以内的骨折，远断端向背侧移位，两断端向掌侧成角，可伴或不伴尺骨茎突骨折、下桡尺关节脱位。

【特别提示】

前臂其他可见骨折：①孟泰贾骨折（Monteggia fracture），尺骨上 1/3 骨折合并桡骨小头脱位；②加莱阿齐骨折（Galeazzi fracture），桡骨下段骨折合并下尺桡关节脱位；③史密斯骨折（Smith fracture），与 Colles 骨折相反，亦称反 Colles 骨折。

6. 股骨颈骨折

【X线表现】

股骨颈骨折分为嵌入型和错位型两种，错位型按解剖分为头下型、颈中部和基底部骨折。

（1）嵌入型股骨颈骨折：股骨颈可见斜行或 "V" 形骨折线，由于骨折断端嵌入，股骨颈骨折部位可见线状或带状致密影。嵌入侧骨折线位置较高，多位于头下，嵌入对侧骨折线位置低，多位于颈中部，可有碎骨片。

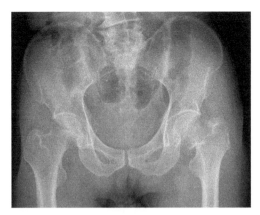

图 1-3-6　左侧股骨颈基底部可见不规则骨折线，远断端略向上移位

（2）错位型股骨颈骨折：①头下型，骨折线位于股骨头关节面下，少见；②头颈型，最多见，骨折线从股骨颈前下缘斜向股骨头的后下缘，当骨折远端向上错位，顶住股骨头，易使股骨头严重后倾，并有明显外旋、外展畸形；③颈中型，可见于儿童，骨折线位于股骨颈中部。

【特别提示】

股骨颈骨折易发生骨折不愈合或股骨头缺血坏死。嵌入型股骨颈骨折不稳定的征象：①后缘嵌入，头后甚明显；②骨折线明显倾斜，断端有分离；③后下方有较大的薄骨片；④骨干外旋畸形者。

7. 跟骨骨折

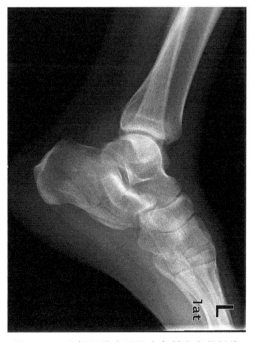

图 1-3-7　左侧跟骨内可见多条低密度骨折线

【X 线表现】

（1）跟骨体压缩嵌入骨折，距下关节骨折块下陷。跟骨外缘或载距突劈裂骨折。跟腱短

缩，跟骨关节结节角消失。

（2）儿童跟骨骨折：跟骨体部骨小梁中断、扭曲、骨折线密度增高，跟骨上缘皮质成角嵌入。

【特别提示】

跟骨骨折与踝关节垂直压迫损伤机制相似，足跟着地引起骨折。必要时需加摄跟骨轴位片。75％的跟骨骨折为关节内骨折，CT可以清楚地发现骨折片的数目、大小及移位情况。

（二）脊柱骨折

1. 椎体骨折

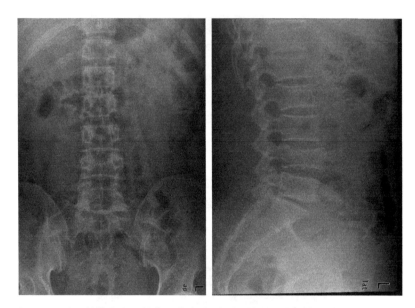

图 1-3-8　腰 4 椎体变扁，椎体上缘骨皮质不连续，密度增高，脊柱无明显侧弯

【X 线表现】

（1）椎体压缩骨折：典型压缩性骨折的椎体呈楔形改变，椎体前缘明显压缩，后缘一般压缩不明显。若外力来自一侧，可表现为椎体一侧压缩；椎体骨皮质中断、嵌入，椎体骨小梁相互嵌插呈线状致密影。

（2）爆裂骨折：椎体形态不规则，并多发碎骨片。

（3）安全带骨折：骨折线横行通过棘突、椎板、椎弓与椎体，后部张开；或仅有韧带断裂，关节突分离，椎间盘后部破裂；或骨折与韧带同时断裂。

【特别提示】

脊柱骨折有重要损伤和次要损伤之分，前者伤及神经，可出现不同程度的神经损伤、包括椎体压缩骨折、爆裂骨折、安全带型骨折及骨折脱位；后者为脊柱附件骨折。椎体压缩超过 50％，需要 CT 进一步检查除外爆裂骨折。

2. 寰枢关节脱位

【X 线表现】

寰椎前结节后缘与枢椎齿状突前缘距离成人＞2mm、儿童＞4mm，说明横韧带断裂。张口位，双侧寰枢椎骨突关节间距不对称，提示寰枢关节脱位。

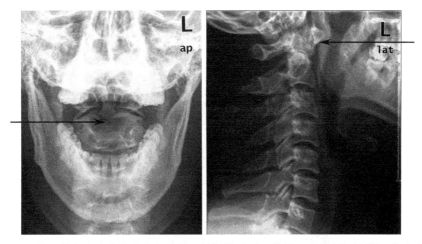

图 1-3-9　张口位枢椎齿状突基底部骨折，骨折块无明显移位，双侧寰枢关节间隙不对称，右侧间隙略宽。侧位片显示寰齿关节前间隙明显增宽，宽约 5mm

【特别提示】

寰枢关节由三个滑膜关节构成，一个寰齿关节和两个寰枢两侧的椎间关节。

（三）骨盆骨折

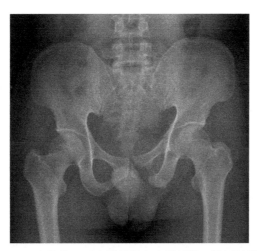

图 1-3-10　左耻骨上下支均见低密度骨折线，骨折断端移位

【X 线表现】

（1）骨盆边缘骨折：髂嵴、坐骨结节、髂骨翼、骶尾骨骨折。

（2）骨盆环骨折：多是两处以上的骨折，可以是双侧坐骨支骨折；耻坐骨骨折合并骶髂关节分离；耻坐骨骨折合并耻骨联合分离、骶髂关节分离，髋关节脱位；耻坐骨骨折合并骶髂关节分离、骶骨骨折或髂骨翼骨折。

【特别提示】

骨盆骨折多属严重创伤，常合并脏器损伤、骨折可分为骨盆边缘骨折和骨盆环骨折。阅片时，骨盆边缘骨折应特别注意骶孔上缘皮质是否连续、中断、错位，骶孔是否对称，髂骨侧块或骶孔内是否出现多余的条形致密骨片；侧位片骶骨前缘骨皮质是否中断嵌插。

二、关节创伤

(一) 肩关节脱位

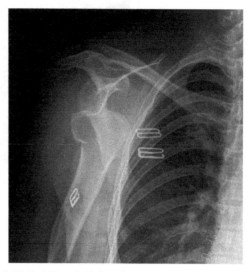

图 1-3-11　右侧肱骨头位于肩关节盂内下方，与肩关节盂失去正常对位关系

【X 线表现】

(1) 肩关节半脱位：肱骨头下移，一半位于关节盂下方，关节间隙呈上宽下窄状；向前半脱位时、肱骨头与关节盂重叠在 1/2 以上。

(2) 肩关节前脱位：①喙突下脱位：正位片肱骨头与关节盂及肩胛骨重叠，位于喙突下 0.5～1.0cm，可合并大结节骨折。②锁骨下脱位：少见、肱骨头脱出关节盂后明显向内移位越过喙突到锁骨下。③盂下脱位：肱骨头明显向下移位、关节面对向肩胛骨外缘；多数病例合并大结节撕脱骨折 (图 1-3-11)。

(3) 肩关节后脱位：少见。正位片肱骨外展，肱骨头呈内旋位，位置并无异常；腋位片 (穿胸位) 见肱骨头向后脱位，位于关节盂后方。

(二) 髋关节脱位

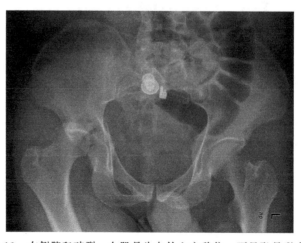

图 1-3-12　右侧髋臼破裂，右股骨头向外上方移位，可见耻骨联合分离

【X 线表现】

髋关节脱位分前脱位、后脱位及中心性脱位（图 1-3-12），以后脱位多见。

（1）髋关节后脱位：正位片可见股骨头脱出髋臼之外，与髋臼上部重叠。股骨内收、内旋，大粗隆突出，股骨颈缩短，常伴有髋臼及股骨头骨折。

（2）髋关节中心脱位：髋臼底粉碎性骨折，髋臼断裂为上下两部分，髋臼上半部分被推压向上移位，髋臼下半部分向内下移位，股骨头位于二者之间。可同时导致骶髂关节和耻骨联合分离。

（3）髋关节前脱位：股骨头在髋臼下方，朝向闭孔，与坐骨结节重叠。可合并髋臼前缘骨折。

（三）月骨脱位

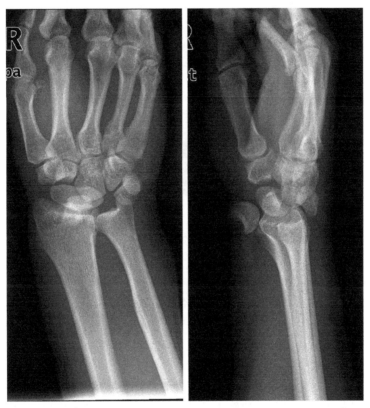

图 1-3-13　正位片见月骨旋转与舟骨重叠；侧位片月骨向掌侧脱位，舟骨、头骨与桡骨关系保持不变

【X 线表现】

月骨脱位分月骨中心脱位（图 1-3-13）和月骨周围脱位。

（1）月骨中心脱位：正位片，月骨旋转与头骨重叠，头月关节、桡月关节间隙消失。侧位片，以月骨向掌侧脱位，月骨窝状关节面朝向掌侧为特征性改变；舟骨、头骨与桡骨关系保持不变。

（2）月骨周围脱位：正位片，头月关节间隙异常或者与舟骨相互重叠。侧位片，桡骨与月骨解剖关系正常、月骨上关节面"空虚"，头状骨脱出于月骨杯状关节窝之外、位于月骨背缘后上方。

第4节　骨与关节感染性疾病

一、化脓性骨髓炎

（一）急性化脓性骨髓炎

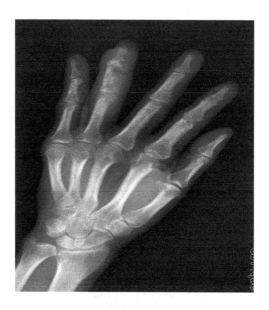

图 1-4-1　第 2～5 近节指骨、第 4 中节指骨小头骨质破坏，
关节间隙变窄，边缘模糊；第 4～5 手指周围软组织肿胀

【X 线表现】

发病 2 周之内可无异常 X 线表现，或有轻度的软组织肿胀。发病 2 周之后，可有骨骼的异常 X 线表现。

（1）软组织改变：软组织影增厚，层次模糊，肌肉间条纹状透亮间隔影模糊、消失，肌肉、皮下脂肪分界不清楚。

（2）骨质破坏：早期，表现为干骺端局限性骨质疏松；继之，骨松质内可见斑片状骨质破坏区，骨小梁结构模糊，破坏区边缘也较模糊；骨质破坏扩展和增多，斑片状骨质破坏逐渐融合、增大，并可累及骨皮质，侵犯大部分骨干；虽以破坏为主，但也可见轻微骨修复反应存在，表现为破坏区周围轻度骨质增生硬化。可合并病理性骨折。

（3）死骨：沿病变骨长轴形成的小片状或长条状高密度影，呈游离状，与病变骨间可见低密度间隙。

（4）骨膜反应：骨皮质表面形成与骨皮质平行的线状、层状、带状或花边状致密影，一般与骨内病变范围相一致，也可超越病变范围。

【影像鉴别】

骨肉瘤：临床症状逐渐加重，多为溶骨性破坏，破坏区周围无反应性骨增生，骨皮质多被突破，出现软组织肿块，骨膜反应中断，可见瘤骨。

【特别提示】

发病 7～10 天内 X 线平片仅表现为软组织肿胀。10 天后才出现骨质改变。早期检查观察骨髓改变首选 MRI。

（二）慢性化脓性骨髓炎

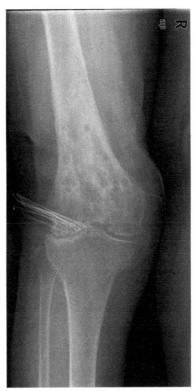

图 1-4-2　股骨下段密度明显增高，骨髓腔局部消失，右股骨中下段见多个低密度骨质破坏区，周围软组织肿胀，密度增高

【X 线表现】

（1）广泛的骨质增生硬化：病变骨密度增高，皮质增厚，小梁增多致密。脓腔周围明显增生硬化，边界清楚。

（2）骨膜增生：骨内膜增生，骨髓腔变窄或闭塞消失；骨外膜增生，与骨皮质融合后，表现为皮质表面呈花边状，骨干增粗，轮廓不规整。

（3）骨质破坏：慢性脓腔形态规则，多呈圆形或类圆形，边缘光滑清楚的低密度区。

（4）判断慢性骨髓炎活动性的征象主要包括：①观察骨增生硬化的结构；②在骨硬化区内寻找破坏区，即脓腔；③在破坏区内寻找有无死骨；④在病变区周围观察有无骨膜反应；⑤观察病变邻近软组织有无炎性反应。

【特别提示】

鉴别慢性骨髓炎是否处于活动期非常困难，广泛骨重塑和骨硬化可以掩盖活动期的改变。X 线片上新发的骨质破坏、细线状骨膜炎和死骨形成提示骨髓炎复发，CT 和 MRI 检查发现脓肿和死骨形成也提示处于活动期，PET 的初步研究显示很有前景，检测重塑骨感染的敏感性为 100%，特异性为 92%，而且矫形外科装置不会影响其准确性。

（三）慢性硬化性骨髓炎

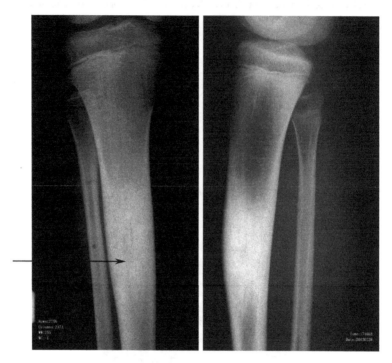

图 1-4-3　右胫骨中段骨质密度明显增高，骨髓腔闭塞，局部骨干增粗，边缘光滑整齐，
病变区未见确切低密度骨质破坏

【X线表现】

四肢长骨干骺端或者干骺端近骨干区出现大范围的骨质增生硬化和骨膜增生，骨皮质增厚，骨干梭形增粗，边缘光滑整齐；骨髓腔狭窄或闭塞，骨膜新生骨与骨皮质间无明确分界；一般无或仅有轻微点状骨质破坏；一般无死骨。

【特别提示】

慢性硬化性骨髓炎又称 Garre 骨髓炎，一般认为是低毒力骨感染。主要为骨质硬化，与外伤有关。多发生于抵抗力强的年轻人。好发部位为长骨（如胫骨、腓骨、尺骨和跖骨等）的骨干。临床症状轻，局部肿胀、疼痛，反复发作。主要与畸形性骨炎和骨样骨瘤等鉴别。

（四）慢性骨脓肿

【X线表现】

（1）四肢长骨干骺端圆形或卵圆形骨质破坏区，破坏区位于干骺端中央或偏于一侧；早期病灶边缘模糊，逐渐边缘硬化清晰。

（2）周围线状或者带状反应性骨质增生硬化。

（3）少见骨膜反应和死骨。

【影像鉴别】

（1）结核性骨脓肿：以骨质破坏为主，周围反应性骨增生不明显，破坏区内可有小的坏死骨片及干酪钙化。

（2）化脓性骨脓肿：周围反应性骨质增生明显，骨髓硬化广泛。

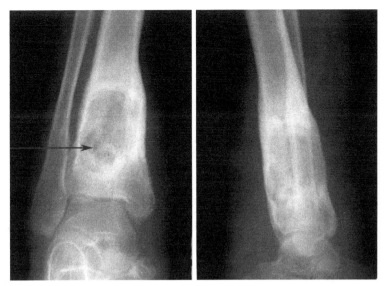

图 1-4-4　右胫骨下端松质骨及髓腔内见类圆形局限性骨质破坏区，边缘反应性骨质增生硬化，
逐渐移行于正常骨，骨外形略增粗，破坏区内未见确切死骨或钙化，病变周围未见骨膜反应

【特别提示】

慢性骨脓肿，又称 Brodie 脓肿，为低度慢性化脓性感染，具有红、肿、热、痛等炎性
症状，且有反复发作病史，好发于长骨干骺端，破坏区较大，骨皮质局限破坏，轴位致密，
有时有小死骨，但无瘤巢。

（五）化脓性关节炎

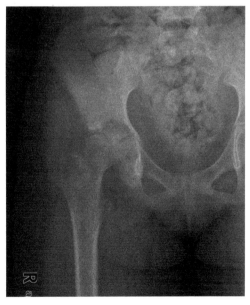

图 1-4-5　右髋关节关节关节间隙变窄，骨性关节面模糊、中断、局部破坏消失，
关节面的破坏以持重部分明显，关节周围软组织肿胀

【X 线表现】

（1）早期：关节周围软组织肿胀；关节间隙增宽，关节囊增大（关节积液）、局部骨质

疏松。

（2）进一步发展：关节间隙变窄，软骨下骨质破坏（小透亮区或大块骨质破坏、死骨），病理性脱位。

（3）晚期：可出现骨性关节强直。

【影像鉴别】

主要与滑膜型关节结核、类风湿性关节炎进行鉴别。二者病程长，症状轻；关节间隙可长期保持正常；关节破坏多以关节边缘即非持重面开始；后者好发于成年女性，手足小关节等多关节侵袭，类风湿因子阳性。

【特别提示】

化脓性关节炎来源于血行播散、邻近的骨髓炎或外伤后直接种植，金黄色葡萄球菌是最常见的致病菌，常见于新生儿，侵犯髋、膝和距小腿关节。没有特异性的影像学检查能够早期除外化脓性关节炎，因此需要进行鉴别诊断时，应立即行关节腔穿刺。

二、骨与关节结核

（一）长骨骨骺和干骺结核

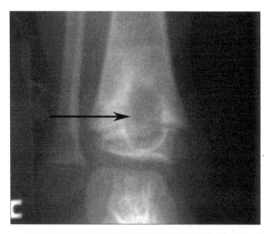

图 1-4-6　右胫骨下端可见骑跨骨骺和干骺端的卵圆形骨质破坏区，
破坏区形态规则，边缘局部模糊，破坏区内可见小的
密度不高死骨，边缘模糊

【X线表现】

（1）中心型：早期，干骺端及骨骺局限性骨质疏松。发展，形成干骺端或者骑跨骺线的圆形、类圆形或不规则形骨质破坏区，破坏区边缘多清楚，一般无骨膜反应或轻微。破坏区内有时可见砂粒状死骨。

（2）边缘型：多见于骺板愈合后的干骺端。早期表现为局部骨质糜烂。进展，形成不规则骨质缺损，可伴薄层硬化缘。周围软组织肿胀。

【影像鉴别】

（1）成软骨细胞瘤：发生于骨骺，病变边缘可见线状硬化边，无骨质疏松和软组织冷脓肿形成。

（2）骨囊肿：多位于干骺端，内无死骨，CT 和 MRI 表现为液体密度。

【特别提示】

骨结核多发生在干骺端，早期就有局限性骨质破坏，边缘较清楚无明显硬化，少有骨膜反应，可见砂粒样死骨，可见骨质疏松，多向关节腔内侵犯，形成关节结核。

（二）短管状骨骨干结核

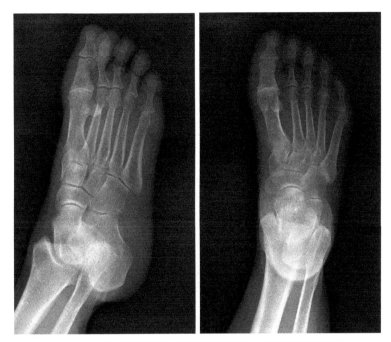

图 1-4-7　第三趾骨近节骨干密度不均匀，周围软组织肿胀

【X 线表现】

（1）早期，仅软组织肿胀，局部骨质疏松。

（2）继而，骨干内出现圆形或卵圆形骨质破坏区，骨干膨胀，骨皮质变薄；病灶内可见粗大不整的残存骨嵴，少有死骨。

（3）病灶边缘清楚，轻度硬化，并可见层状骨膜增生。

【影像鉴别】

多发性内生软骨瘤：短管状骨骨干结核多处发病，好发于近节指（趾）骨，早期软组织肿胀，骨膜增生，骨皮质变薄，最终形成囊状骨质破坏；内生软骨瘤好发于干骺端或骨干，有单侧发病倾向，病灶呈偏心性膨胀生长，边缘清晰，破坏区内有骨嵴及斑点状软骨钙化，骨皮质变薄，无骨膜反应及软组织肿胀。

【特别提示】

短管状骨骨干结核又称结核性指（趾）骨炎或骨气鼓，多见于 5 岁以下儿童，常为双侧多发，好发于近节指（趾）骨，症状轻微，大多可自愈。

（三）脊椎结核

【X 线表现】

（1）骨质破坏：分四型，中心型（称椎体型，多见于胸椎。椎体内圆形或不规则形骨质缺损，边缘模糊、椎体塌陷或呈楔形变扁，或完全破坏消失）、边缘型（称椎间型，多见于腰椎。椎体上下缘破坏，向椎体和椎间盘发展）、韧带下型（椎旁型，多见于胸椎。病变在

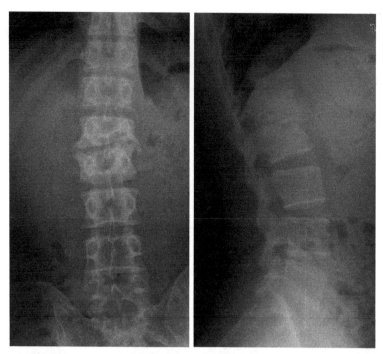

图 1-4-8　腰 2、3 椎体相对缘骨质破坏，边缘毛糙不整，以椎体前部破坏为重，
椎间隙变窄，以病变椎体为中心可见局限性梭形软组织肿胀

前纵韧带下，表现为多个椎体前缘糜烂性或凹陷性破坏）、附件型（少见，附件骨小梁模糊，骨皮质中断，密度减低）。

（2）椎间隙变窄或消失，甚至上下椎体融合。

（3）脊柱后突畸形，病变椎体破坏，楔形变，可伴脊柱侧弯。

（4）椎旁脓肿：颈椎椎旁脓肿表现为椎前咽后壁的软组织增厚。胸椎椎旁脓肿表现为病变椎体两侧梭形软组织密度影。腰椎椎旁脓肿表现为一侧或两侧腰大肌影模糊或膨大。脓肿内有时可见散在点状、不规则形钙化影。

【影像鉴别】

（1）化脓性脊柱炎：多单节或双节发病，破坏进展快，骨质增生硬化明显，可见骨桥骨赘形成。

（2）脊柱转移瘤：椎弓根破坏常见，极少累及椎体后部、椎弓根、椎间盘和沿前纵韧带向下蔓延。

（3）椎体压缩性骨折：患者有明确外伤史，多累及单个椎体，椎体呈楔形变，无侵蚀性骨质破坏和椎间隙变窄。

【特别提示】

脊柱结核是最常见的骨关节结核，以脊柱活动受限、局部肿痛以及脊髓压迫症状为主，多见于青少年。

（四）关节结核

【X 线表现】

关节结核多见少年和儿童。常单发，好侵犯髋及膝关节等大关节。分为骨型和滑膜型。

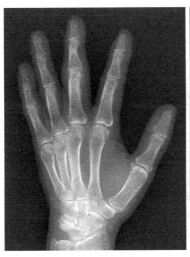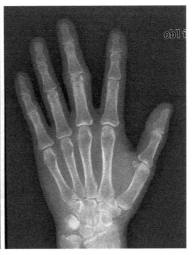

图 1-4-9　第 3 指骨近节指间关节关节间隙狭窄，骨性关节面边缘模糊不整，
关节面下骨质破坏，周围软组织肿胀

（1）骨型结核：起源于干骺端或骨骺结核，为病变穿破骺板、骨骺、关节软骨进入关节所致。X 线表现：干骺端骨骺结核的表现、关节骨质破坏、关节间隙不规则性变窄、关节周围软组织肿胀。

（2）滑膜型关节结核：关节肿胀（软组织肿胀和关节积液）、关节间隙变窄（关节软骨破坏的结果）、关节骨质破坏（位于边缘）、关节周围骨质疏松。

【影像鉴别】

（1）化脓性关节炎：起病急，症状重，进展快，关节红肿，骨质破坏发生于关节承重面。

（2）类风湿性关节炎：女性多，成年发病，发生于四肢小关节，多发对称，实验室相关检查有助于诊断。

【特别提示】

关节结核先侵犯关节滑膜而后发展到关节软骨和干骺端。早期滑膜明显肿胀充血，表面有纤维素性渗出物或干酪样坏死物覆盖；晚期纤维组织增生致滑膜增厚，关节渗出液中常缺少蛋白溶解酶，关节软骨破坏较晚。

第5节　骨坏死和骨软骨病

一、股骨头骨骺缺血坏死

【X 线表现】

（1）初期：病变髋关节组成骨轻度骨质疏松，关节囊外上方软组织肿胀，股骨头轻度外移，髋关节间隙内侧轻度增宽。

（2）早期：股骨头骨骺变小，密度增高，骨纹消失，股骨头向前外侧移位，关节间隙增宽；股骨头骺骨折、节裂，可出现新月征。股骨颈粗短，骨质疏松，骺线增宽，邻近骺线骨质囊样缺损。

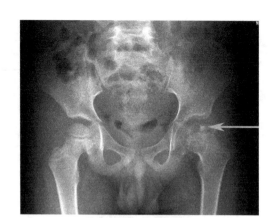

图 1-5-1　左侧股骨头骨骺变小，密度增高，骨纹消失，股骨头向前
外侧移位，髋关节间隙增宽，股骨头骨骺骨折、节裂，其内可见点状低
密度区。左股骨颈粗短，骺线略增宽。右髋关节未见确切异常

（3）进展期：坏死骨骺内肉芽组织明显增生，骨骺扁平且密度不均匀性增高，坏死骨碎裂，有时出现大小不等囊变区，骺线增宽及骨骺干骺早期闭合。

（4）晚期：临床治疗及时，股骨头骨骺可逐渐恢复正常；治疗延迟，遗留股骨头样或圆帽状畸形；引起继发性退行性骨关节病。

【影像鉴别】

髋关节结核：关节结核骨质破坏周围少有硬化带，关节间隙变窄，关节周围骨质疏松广泛而明显，无明显骺板和干骺端增宽。

【特别提示】

儿童股骨头骨骺坏死常见于 3～9 岁的男孩，多数患儿发病隐匿，临床以髋关节疼痛、跛行，活动功能受限及肌肉萎缩为主要症状。

二、成人股骨头缺血坏死

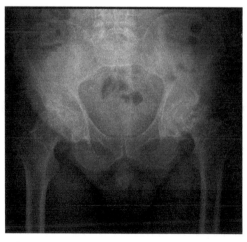

图 1-5-2　双侧股骨头变扁，股骨颈缩短变形；股骨头见多发小囊状
骨质破坏区及斑点状骨质增生影；双侧髋关节关节间隙变窄，
其相应关节面见骨质增生硬化现象

【X线表现】

(1) 早期：髋关节间隙轻度增宽，以关节中下为主，主要因关节软骨增宽，股骨头外移所致，早期股骨头外移在2mm以内，晚期可达5mm，一般认为是关节旁及关节内软组织充血所致，可以逆转。

(2) 发展：相对高密度区周边出现弯曲走行的真正高密度硬化边，有时两者之间有低密度带。病变呈椭圆形、三角形或楔形。

(3) 继续发展：股骨头骨结构完全消失，股骨头明显变扁或蕈状变形，内有弥漫或局限性硬化或囊变区，关节间隙变窄，股骨头增粗，可有关节半脱位。髋臼缘和股骨头基底部增生变成骨赘，髋臼关节面出现硬化并囊变，股骨头与髋臼变扁，股骨颈吸收，使下肢变短。

【影像鉴别】

(1) 退变性假囊肿：局限于骨性关节面下，形态规整，边缘硬化，无股骨头塌陷。

(2) 暂时性骨质疏松：局部骨质疏松、密度减低，但无相对高密度的死骨，亦无关节面的塌陷，MRI上无环绕坏死区的低信号带，随访本病可以恢复正常。

(3) 骨岛：多为孤立的圆形硬化区，边缘清楚光整，密度较高。

【特别提示】

股骨头缺血坏死常见病因包括创伤（股骨颈骨折）、皮质激素、酒精中毒等。MRI能较早对该病作出诊断，特异性MRI诊断征象是"双线征"。

三、月骨缺血坏死

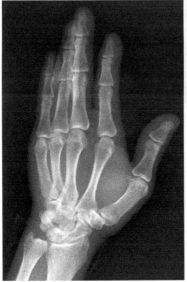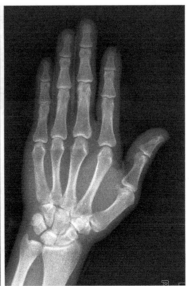

图 1-5-3　月骨内见囊状骨质破坏区，月骨外形尚规整，头月关节正常

【X线表现】

(1) 早期：月骨靠近桡侧骨性关节面下出现一线形裂隙。

(2) 发展：月骨桡侧骨性关节面弧形而光滑的新月状轮廓消失，呈参差不齐改变，体积缩小，骨密度增高，正常骨小梁消失，有时可呈囊样改变。

(3) 周围关节间隙轻度增宽。

【影像鉴别】

(1) 月骨结核：常同时侵犯其他腕骨并伴有关节间隙变窄。

(2) 单纯性月骨骨折：可见透亮的骨折线，相邻骨质早期密度降低及随后的高密度及硬化。

(3) 二分月骨：为正常变异，常双侧对称发生，无任何症状，只是在偶然拍片中发现，2块骨边缘光整锐利，并有皮质包绕，密度正常。

【特别提示】

月骨缺血性坏死又称 Kienbock 病，是以月骨渐进性缺血坏死为主要病理变化的疾病。好发于 20～30 岁的青年体力劳动者。男多于女，且以右侧多见。常有外伤和劳损病史。

四、剥脱性骨软骨炎

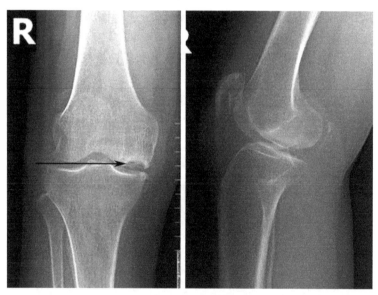

图 1-5-4　右股骨内侧髁关节面下见碟形低密度骨质缺损区，周围骨质增生硬化，
缺损区局部见小碎骨块影。右膝关节间隙无明显狭窄。右髌骨呈二分髌骨改变

【X 线表现】

(1) 好发部位：股骨内外侧髁、距骨上关节面、肱骨小头、髌骨后方关节面等。

(2) 特征性表现：剥脱小骨块密度较高，边缘锐利，周围环绕低密度透亮线，其下对应部位有明显硬化环。

(3) 完全性剥脱并移位：关节面下碟形骨质缺损，周边硬化，关节腔内游离体。

【影像鉴别】

关节结核：关节结核的骨质破坏以关节面边缘部位为主，伴关节间隙变窄和关节肿胀。

【特别提示】

剥脱性骨软骨炎是一种关节软骨下骨无菌性坏死，多见于膝关节，但也可以发生于其他关节，21％～40％与创伤有关。肘关节剥脱性骨软骨炎几乎都发生在肱骨小头。坏死骨块大小可不同，一般约 1cm 宽，厚度不超过 0.5cm。坏死逐渐与其周围正常骨分离，可脱落而成关节内游离体。关节面上留下浅洞，逐渐被纤维组织填充。有时游离体分成 2 块或 3 块，晚期可发展成骨关节炎。

第6节　骨肿瘤与肿瘤样病变

一、成骨性肿瘤

（一）骨瘤

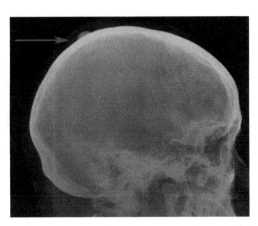

图 1-6-1　顶骨局部骨表面见丘状的高密度影，边缘光滑，
内部均匀密实，以宽基底与颅外板相连

【X 线表现】

骨瘤好发于颅骨、颌骨，多见于颅骨外板和鼻旁窦壁。分致密型（图 1-6-1）、松质型。

（1）致密型：肿瘤呈象牙质样密度，一般看不到骨质结构，骨瘤大小不一，直径 1～2cm。

（2）松质型：表现为密度不太高的半球状或扁平状突起，可显示骨小梁，边缘光滑。

（3）不同部位骨瘤表现：①颅面骨致密型骨瘤：颅骨表面半球形或分叶状，边缘光滑的高密度影，内部均匀密实，基底与颅外板相连。②颅面骨疏松型骨瘤：少见，自颅板呈半球形或扁平状向外突出，边缘光滑，密度似板障或呈磨玻璃样。③起源于颅骨板障者，内外板分离，内板可受压，多增厚，但不引起板障膨胀及破坏。邻近软组织推移，无侵蚀。④副鼻窦骨瘤：多见于额窦及筛窦，多为致密型。常为单发，可有蒂，圆形、类圆形或分叶状，密度均匀，边缘光滑。⑤四肢骨型：主要为致密型，突出骨表面，与皮质相连，边缘光滑。

【影像鉴别】

（1）骨岛：位于骨内的致密影，密度类似骨皮质，边缘清楚但不锐利，可见骨小梁与周围正常小梁相连接。

（2）骨软骨瘤：发生于软骨化骨的骨骼，好发于长骨干骺端，背离关节生长，基底部骨小梁及皮质与母骨相连续。

【特别提示】

骨瘤为一种少见的良性成骨性肿瘤，约占骨肿瘤的 9%，好发于 20～50 岁，男多于女。主要发生于膜内化骨的骨骼，起源于骨膜下层，不侵及骨髓，以颅面骨多见。

（二）骨样骨瘤

【X 线表现】

肿瘤多发生于长管状骨骨干，以胫骨和股骨多见，发生于脊柱者多位于附件。根据肿瘤

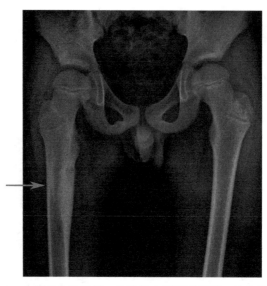

图 1-6-2　右股骨上段增粗，骨干骨皮质明显增厚，以内侧为著，
骨髓腔变窄，增厚骨皮质内见小片低密度影，边缘清楚

的发生部位可以分为：皮质型、松质型、骨膜下型，其中皮质型最多见。各型均表现为骨质破坏（瘤巢）和周围反应性骨硬化。瘤巢直径一般<1.5cm，其内可见钙化。当瘤巢位于骨松质时，瘤巢体积常较大，而周围骨质硬化轻微；瘤巢位于骨皮质时，周围骨质硬化明显，常需要深曝光才能显示。

【影像鉴别】

（1）疲劳骨折：当骨折处骨质增生和骨膜反应明显时类似骨样骨瘤，但疲劳骨折多有短期内剧烈运动或活动病史，疼痛在运动后加剧，休息后缓解。骨折线不规则，而骨样骨瘤的瘤巢多呈圆形或类圆形。

（2）骨皮质内脓肿：多位于干骺端，可有反复发生的炎症症状，骨破坏区可较大，其内可有死骨。

（3）骨皮质内成骨肉瘤：骨肉瘤破坏区呈虫蚀样不规则形，较大，无瘤巢，肿瘤骨密度不均匀，常有骨膜反应。

【特别提示】

骨样骨瘤于 1935 年由 Jaffe 首次报告，是一种良性成骨性疾病，具有界限清晰的局灶性病灶，周围可有较大的骨反应区。常见于 30 岁以下的青少年，好发年龄为 8~18 岁。好发于男性，男、女之比为 2∶1。最常见部位为股骨小粗隆、肱骨近端内侧皮质、胫骨远端1/3，也可见于脊柱的附件，发病率依次为腰椎、颈椎、胸椎。以胫、股骨最多见，合计约占 50%。疼痛为主要的临床症状，疼痛夜间加重为典型表现。服用水杨酸类药物可缓解疼痛为本病的特点。肿瘤本身称为瘤巢，周围骨质硬化为成熟的骨质。

（三）成骨细胞瘤

【X 线表现】

（1）典型表现为膨胀性、单囊或多囊状，圆形或椭圆形骨破坏区，多为中心型，偏心型较少见。

（2）与正常骨组织分界清楚，边缘有硬化，内有细砂样钙化和骨化，可见骨嵴。

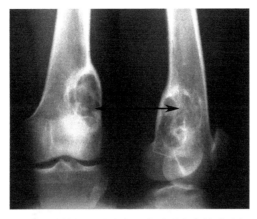

图 1-6-3　左股骨下端外侧骨髓腔内见类圆形囊状骨质破坏区，大小约
4cm×3cm×2.5cm，与骨长轴一致，邻近骨皮质膨胀变薄如壳状，
病变边缘可见硬化环，病变内可见多个条状不规则高密度影

（3）一般无骨膜反应，可有软组织肿块或肿胀。

【影像鉴别】

骨样骨瘤：骨样骨瘤多有夜间疼痛，服用水杨酸制剂可缓解，骨母细胞则导致局部的钝痛或无明显临床症状。骨样骨瘤骨破坏区直径常小于1.5cm，往往膨胀不明显而周围骨增生硬化明显，骨母细胞瘤的瘤巢直径常大于2.0cm，且常表现出多变的组织学特性，多明显膨胀，具有病变内斑块状钙化、周围硬化缘等特征性表现。

【特别提示】

成骨细胞瘤又称骨母细胞瘤，起源于成骨性结缔组织，有良性和低度恶性之分，约占原发性骨肿瘤的1%，男性略多于女性，多好发于11～30岁的青少年，最好发于脊椎，多位于棘突、椎弓和横突等附件区；其次是长管状骨的骨端或骨干，其中以股骨和胫骨较多见，也可发生在颅骨和骨外组织等少见部位。

（四）骨肉瘤

【X线表现】

骨肉瘤分成骨型、溶骨型和混合型（图1-6-4）。

（1）基本X线表现：①骨质破坏：呈虫蚀状、筛孔状溶骨性破坏，破坏区边缘模糊。②肿瘤骨：密度较低时呈云絮状、斑块状，密度较高呈象牙质样或针状高密度影，其内无成熟骨小梁结构。③骨膜增生：在病变早期或距肿瘤较远的部位，骨膜增生表现为线状、层状。肿瘤生长，骨膜新生骨可被肿瘤侵蚀破坏，形成Codman三角。④软组织肿块：肿瘤突破骨皮质，侵及周围软组织，形成类圆形或不规则形软组织肿块，边界不清或清楚，肿块内可见肿瘤骨。

（2）分型X线表现：①硬化型：特点为大量肿瘤新生骨；软组织肿块及其内瘤骨；骨膜增生明显；骨质破坏不明显。②溶骨型：骨质破坏为主，可发生病理骨折；少量瘤骨和骨膜反应；骨外软组织肿块，其内少见肿瘤骨。③混合型：硬化型与溶骨型二者表现并存。

【影像鉴别】

（1）与成骨性病变鉴别：①成骨型骨转移瘤：发病年龄大，有恶性肿瘤史，好发于红骨髓分布区，呈多发硬化灶，境界清楚，骨皮质一般不受累。②化脓骨髓炎：早期主要是软组

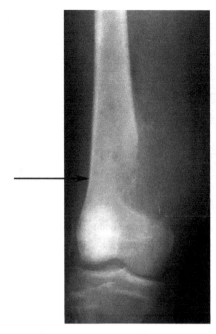

图 1-6-4　右股骨中下段可见斑片状的低密度溶骨性骨质破坏区，
边缘模糊。右股骨内侧可见骨膜反应及 Codman 三角。右股骨下
段内、前后侧可见梭形软组织肿块影，其内亦可见点状肿瘤骨

织肿胀，骨髓炎骨质破坏、新生骨及骨膜反应变化存在规律性，增生骨膜无破坏。

（2）与溶骨性病变鉴别：①骨巨细胞瘤：发病年龄 20～40 岁，X 线表现为骨端偏心膨胀性骨质破坏区，破坏区无新生骨。②溶骨型骨转移瘤：发病年龄大，好发于躯干四肢骨骨端，常多发性，软组织肿块及骨膜反应出现较少。

（3）骨髓炎：早期骨肉瘤与局限性骨髓炎在骨质破坏、骨髓硬化、骨膜反应等征象极其相似。在骨质破坏周围都有新生骨环绕，中心有清楚的或模糊的死骨时，则为骨髓炎；骨破坏周围无新生骨，在骨硬化之中无破坏，亦无死骨时，则为早期骨肉瘤。

【特别提示】

骨肉瘤是最常见的恶性骨肿瘤，多见于青少年，10～25 岁。主要通过血行转移，肺部转移最常见，其次为骨内转移，骨内转移多为跳跃式转移。X 线表现主要包括骨质破坏、肿瘤骨、骨膜反应和 Codman 三角、软组织肿块。其中肿瘤骨是最重要的影像学依据和确诊征象。

二、成软骨性肿瘤

（一）单发性骨软骨瘤

【X 线表现】

（1）骨性基底：母骨骨质向外延伸突出的骨性赘生物，其骨小梁和骨皮质与母骨相应结构相延续，多背向关节生长。可为带蒂或广基底的骨性突起，呈菜花状或丘状。

（2）软骨帽：一般不显影。钙化时，骨性基底顶缘可见点状或环状钙化。随着时间的推移，骨软骨瘤的顶端周围可形成一黏液囊，此囊也可出现并发症，如骨软骨游离体和滑膜软

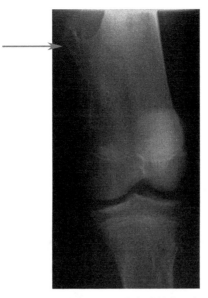

图 1-6-5　股骨下段见一杈状骨性突起背离膝关节生长，以宽基底与
股骨相连，且其骨皮质和骨小梁均与股骨相连续

骨化生，偶可恶变为软骨肉瘤。

（3）肿瘤压迫附近正常骨骼，造成邻近骨骼移位变形或骨质缺损，伴硬化边缘。

【特别提示】

骨软骨瘤是最常见的良性骨肿瘤。虽多无症状，但可致骨骼畸形，并可妨碍相邻肌腱和血管的功能。好发于股骨下段、股骨上段、肱骨上段和骨盆的干骺部等处。

（二）多发性骨软骨瘤

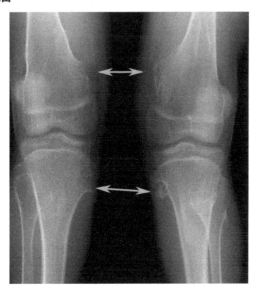

图 1-6-6　双侧股骨下干骺端及胫腓骨上干骺端可见多发大小不等的丘状骨
性突起，形态多样，其顶端表面凹凸不平，骨皮质与骨松质与骨干相连

【X 线表现】

（1）多发性骨赘：形态多样的带蒂的或广基底的骨赘向外突出；病变骨皮质与骨干相

连，内有骨松质，与正常骨质相同，其顶端表面凹凸不平，可有不规则的斑点状软骨帽钙化；肿瘤生长方向均为背向关节生长。

（2）患骨形态改变：受累骨扭曲、变形，局部膨胀，骨端增宽，皮质变薄。突出的骨赘可以互相融合，骨干变短。

【特别提示】

多发性骨软骨瘤又称遗传性多发性外生骨疣，为常染色体显性遗传。常为对称性生长，下肢多于上肢，尤以膝关节周围骨骼多发。如30岁以上病人，患骨迅速增大，软骨帽增厚，钙化及骨化呈絮状，基底部骨质破坏，软组织肿胀，病人有疼痛，即为恶变。

（三）单发性内生软骨瘤

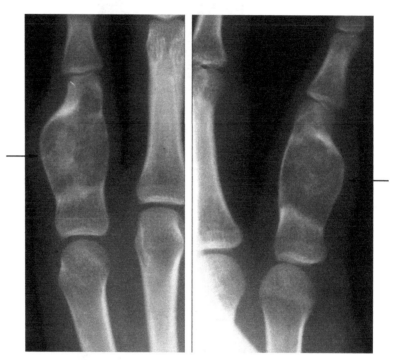

图 1-6-7　右手近节指骨骨髓腔内见边界清楚的类圆形骨质破坏区，周围见线状硬化缘，
邻近骨皮质膨胀、变薄，内缘呈多弧状；并可见小环形、点状及不规则钙化

【X 线表现】

（1）膨胀性囊状骨破坏区，无骨膜反应，可合并病理骨折。

（2）多数瘤灶内可见砂粒样、斑点状或小环形钙化，为其特征性表现。

（3）破坏区周边可见薄而清楚的骨壳环绕，若骨壳中断则提示有恶变可能。

【影像鉴别】

内生软骨瘤应与骨囊肿、骨巨细胞瘤、骨纤维异常增殖症等相鉴别，但前者多见于手、足短管状骨，肿瘤内有钙化斑点等特点可作区别，但若无此特点时则鉴别较难。

【特别提示】

单发性内生软骨瘤又名软骨发育异常或 Ollier 病，为常见的良性骨肿瘤。多发生于骨髓腔内，是因胚胎组织错置而引起的软骨肿瘤。发病年龄多在 20～30 岁。男女发病率相仿。好发于手足短管状骨。内生软骨瘤与软组织血管瘤并存则为 Maffucci 综合征。

（四）软骨母细胞瘤

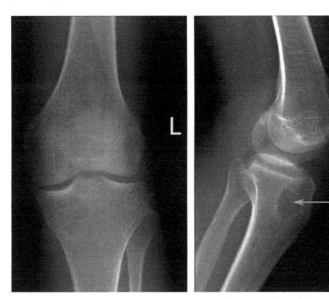

图 1-6-8　左胫骨内侧平台关节面下见一椭圆形局限性骨质破坏区，呈于胫骨前部，
边缘轻度硬化，破坏区内未见异常密度影，周围无确切骨膜反应

【X 线表现】

长骨骨骺端圆形、卵圆形骨质破坏，少见跨越骺板向干骺端发展，分叶状和其内分房并不少见，病灶边界清晰，相邻骨质可变薄，轻度膨胀、甚至缺损；边缘不同程度硬化，其内常见斑点状、片状钙化，病灶大多数无明显膨胀，合并动脉瘤样骨囊肿时可有明显膨胀及分房改变，少数可见骨膜反应及关节软组织肿胀。

【影像鉴别】

（1）骨巨细胞瘤：多见于成人四肢长骨骨端。破坏区明显膨胀，无硬化带，其内无钙化。

（2）内生软骨瘤：短管状骨多见，破坏区内可见钙化。发生于长骨者多位于干骺端，向骨干方向发展。

（3）骨骺、干骺端结核：病变位于干骺端或骑跨骺、干骺端，一般无硬化边，病变内可见泥沙样死骨。

（4）软骨肉瘤，多见于中老年患者，多位于骨盆或长管状骨干骺端，病灶呈溶骨性破坏，边缘模糊；软组织肿块较大，边界不清，MRI 上易出现短 T_1 出血信号。

【特别提示】

管状骨软骨母细胞瘤典型 X 线征象：干骺端闭合前骨骺内直径不超过 5cm 的骨质破坏区，内可见钙化，周围见硬化环，可伴有骨膜反应。本病仅常见于 25 岁以下，多见于 10～20 岁年龄组，临床上病程进展缓慢，症状较轻微，可有疼痛、肿胀、邻近关节不适、活动受限，关节腔积液，有时见滑膜增厚。

（五）软骨肉瘤

【X 线表现】

软骨肉瘤按发病部位分中心型和周围型。

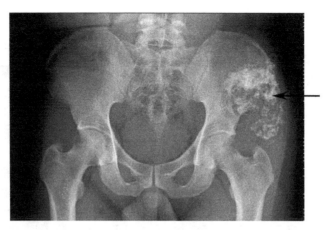

图 1-6-9　左侧髂骨翼可见溶骨性骨质破坏，边界多不清楚，邻近骨皮质略膨胀、髂骨翼外下部可见软组织肿块，破坏区和软组织肿块内可见多发环形、半环形及不规则形钙化、分布不均，密度不均，边缘较清楚

（1）中心型：多位于长骨的干骺端，显示干骺端髓腔内的单房或多房状边缘不规则透亮区，其中可见含不规则的钙化和骨化斑点。有时大量棉絮状钙化及骨化斑点遮盖着骨质破坏区，形成一片致密阴影，由于肿瘤的生长发展，可造成内骨膜的扇形扩张或/和骨皮质膨胀变形，一旦肿瘤穿破骨皮质，进入软组织内，形成软组织肿块时，其中可见钙化斑点；高度恶性，发展迅速的肿瘤对骨质的破坏为纯溶骨性的，呈不规则透亮区，其中无钙化和骨化现象；肿瘤的钙化和骨化（包括骨内和软组织内的）可视为判断肿瘤恶性程度和生长迅速的一个线索。偶可见骨膜反应和 Codman 三角。继发性软骨肉瘤为多发生于长骨的内生软骨瘤，当发生恶变时，X线可见肿瘤的中一透亮区加大，边缘模糊，有骨质破坏，不规则的钙化点增多，呈棉絮状及茶花状，新生的钙化组织可溶解，破坏了原来的钙化阴影。最后肿瘤穿破骨皮质进入软组织内，并在软组织中形成钙化阴影。

（2）周围型：发生于骨表面，常继发于骨软骨瘤恶变，尤其是多发性骨软骨瘤恶变。表现为软骨帽不规则增厚变大，边缘模糊，并形成软组织肿块，内见不同形状的钙化影。原有钙化影变淡模糊、残缺或消失；原有骨性基底破坏，或完全消失。

【影像鉴别】

（1）骨肉瘤：二者均可以发生瘤软骨的钙化，若肿瘤的中心部位表现为瘤软骨钙化而边缘部分可见肿瘤骨时，软骨肉瘤可能性大；反之，骨肉瘤可能性大。

（2）软骨瘤：低度恶性软骨肉瘤与软骨瘤有时难以在组织学上进行鉴别，此时，可依据肿瘤部位协助诊断，位于四肢长骨、中轴骨的较大的软骨肿瘤，应看作是低度恶性；而位于手足各骨的肿瘤多为良性。

（3）骨软骨瘤：为附着于干骺端的骨性突起，有带蒂性或广基底性。软骨帽盖的厚薄不一，厚者在肿瘤端部可见茶花样钙化阴影。继发于骨软骨瘤的软骨肉瘤，其帽盖更加增厚，并形成软组织肿块，其中可见大量不规则，棉絮状钙化。

【特别提示】

原发性软骨肉瘤发病年龄多在 30 岁以下，男性发病多于女性，约为 1.5∶1～5.3∶1。好发于四肢长骨，约 50% 的病例发生在股骨下端和胫骨上端，其次为肱骨上端及骨盆。

三、骨髓源性肿瘤

（一）尤文肉瘤

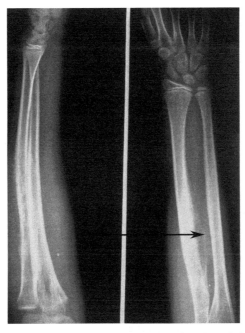

图 1-6-10　右桡骨上段骨密度增高，骨髓腔变窄消失，骨皮质可见虫蚀状骨质破坏，相邻骨质旁见放射状及葱皮状骨膜反应生成，并可见骨膜三角，病灶周围软组织肿胀，其内未见明确新生骨生成

【X 线表现】

骨干和干骺端尤文肉瘤均可分为中心型和周围型，以骨干中心型多见（图 1-6-10）。

（1）骨干中心型：病变区弥漫性骨质疏松，斑点状或虫蚀状骨质破坏，边界不清，周围骨皮质呈筛孔样或花边状缺损；骨膜反应呈葱皮样，可见骨膜三角，骨表面可见细小放射状骨针；病变区可见软组织肿块。

（2）骨干周围型：骨皮质外缘呈碟形破坏，肿瘤多呈卵圆形或分叶状向外扩展，常伴有巨大软组织肿块。

（3）干骺端中心型与周围型：溶骨性破坏、软组织肿块、骨膜反应。

（4）扁骨和不规则骨的骨膜反应呈垂直于骨表面的密集短小的细针状。

【影像鉴别】

（1）急性化脓性骨髓炎：早期，二者表现相似，但骨髓炎常伴弥漫性软组织肿胀，病史短，急性发病，可见明显的死骨，骨质破坏明显，骨质增生轻微；而尤文肉瘤软组织肿胀多局限，病史长。

（2）骨肉瘤：好发部位为四肢长骨干骺端，可见针状肿瘤骨，其肿瘤骨粗长不规则，且骨质破坏和软组织肿块内均可见瘤骨；尤文肉瘤好发部位为骨干，其肿瘤骨呈细小放射针状，软组织肿块内少见瘤骨，软组织肿块较大与骨质破坏区范围小不成比例。

【特别提示】

10～25 岁好发，90％上见于 30 岁以下。局部疼痛性肿块和全身性症状，局部肿胀、红、热，全身如发热、不适、体重减轻、白细胞增多、血沉加快，这一系列症状可致误诊为骨髓炎。长骨的骨干（主要是股骨、胫骨和肱骨）、肋骨和扁平骨（如肩胛骨、骨盆）是好发部位，骨骺部位少见。恶性程度高，转移早且广泛。

（二）骨髓瘤

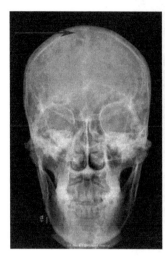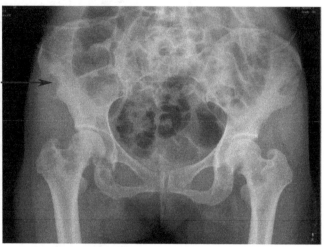

图 1-6-11　颅骨可见散在多发大小不等穿凿样骨质破坏区，边缘较清楚，无硬化边
和骨膜反应。双侧髂骨、右侧坐骨体、双侧股骨转子间可见多发溶骨性骨质破坏区，
右侧髂骨翼病变骨皮质已被破坏消失，病变边缘较清楚，无明显硬化边及
骨膜反应，局部可疑软组织肿块

【X 线表现】

（1）广泛性骨质疏松：以脊椎和肋骨明显，常伴病理性骨折。

（2）多发性骨质破坏：生长迅速者，破坏区可呈穿凿样，鼠咬状，边缘清楚或模糊，无硬化边和骨膜反应，多见于颅骨、脊椎和骨盆。生长缓慢者，破坏区呈蜂窝状、皂泡状，伴骨膨胀，多发于长骨、肋骨、胸骨和肩胛骨。

（3）骨质硬化：少见，又称硬化型骨髓瘤，可见于治疗后。

（4）破坏区周围可见软组织肿块。

【影像鉴别】

（1）骨质疏松：多见于老年女性，表现为骨密度的降低，骨皮质完整，无骨小梁破坏缺失，病变无短期加重，化验检查尿 Bence-Jones 蛋白（－）。

（2）骨转移瘤：好发部位与骨髓瘤相似，但骨转移瘤易侵犯椎弓根，而骨髓瘤虽有椎体破坏但椎弓根保持完整，肋骨、锁骨骨质破坏伴膨胀现象更多见于骨髓瘤。

【特别提示】

骨髓瘤是起源于骨髓网状细胞的恶性肿瘤，又称浆细胞瘤。多见于 40 岁以上的患者，男多与女。可单发或多发，孤立性骨髓瘤（单发者）少见；多发者又称多发性骨髓瘤（multiple myeloma，MM）。好发部位为红骨髓，如头颅、脊椎、肋骨、骨盆、胸骨及四肢长骨近端等。骨髓中浆细胞＞15％，并有异常浆细胞（骨髓瘤细胞）或骨髓活检为浆细胞瘤，为主要的确诊依据。

四、骨纤维组织肿瘤

（一）纤维性骨皮质缺损

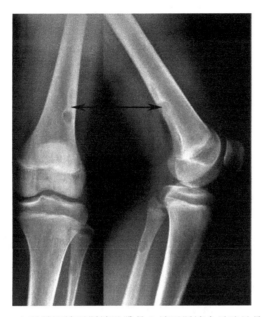

图 1-6-12　左股骨下端干骺端及腓骨上端干骺端内后壁见骨质缺损，
股骨病变不规则呈多囊状改变，腓骨病变呈卵圆形，边缘清晰，
有薄层硬化带，无骨膜反应

【X线表现】

（1）病变单发或多发，可一处消失另一处扩大。

（2）病变表现为骨皮质表面的不规则骨质缺损区，正位片多呈圆形或长圆形，侧位呈水滴状或杯口状，直径多小于 2cm。边缘清楚，有薄层硬化边，一般无骨膜反应。

（3）少数病变可呈多囊状改变。

【影像鉴别】

（1）干骺端结核：常发生与干骺端骨松质内，可跨骺线同时累及骨骺，病变内见砂粒状死骨，周围无明显硬化。

（2）邻皮质软骨瘤：病变局部皮质呈碟形凹陷，轴位明显骨质硬化，骨缺损两侧有三角形骨膜反应，可见软组织肿块，内可见斑点状钙化。

【特别提示】

纤维性骨皮质缺损是一种非肿瘤性纤维性病变，系局部骨化障碍、纤维组织增生或骨膜下纤维组织侵入皮质所致，多数学者认为本病可能是儿童发育期的正常变异，大多数能自行消失。好发年龄为 4～8 岁，4 岁以下少见，男性居多，好发部位为股骨远端和胫骨上端、下端内后侧骨皮质。

（二）非骨化性纤维瘤

【X线表现】

（1）好发于青少年，多位于四肢长骨骺板下 3～4cm 的干骺部，以胫骨、股骨和腓骨多

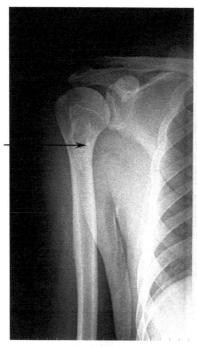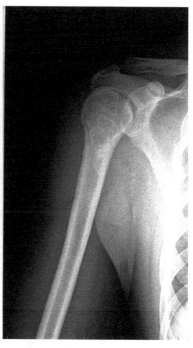

图 1-6-13　右肱骨上端偏内前部皮质内见卵圆形透光区，病灶长轴与骨干一致，
长约 2cm，边缘可见环状硬化带，无骨膜反应及软组织肿块

见，随年龄增长逐渐移向骨干。分为皮质型和髓腔型。

（2）皮质型：多位于一侧皮质内或皮质下，呈圆形、卵圆形、串珠状或泡沫状，单房或多房透亮影，长轴多与骨干平行，一般 4～7cm，最长可达 20cm，边缘硬化，以髓腔侧明显，皮质膨胀变薄或中断，无骨膜反应和软组织肿块。

（3）髓腔型：长骨干骺部或骨端中心性的单囊或多囊状透亮区，密度均匀，有硬化边。发生骨折后，可有明显的骨膜增生。

【影像鉴别】

（1）儿童干骺端结核：病灶位于干骺端的松质骨内，靠近骺板并可跨越骺板侵入骨骺，病灶以骨质破坏为主，其中可有砂砾样死骨，病灶周围骨质疏松明显。

（2）骨样骨瘤：在干骺区或骨干皮质内，周围骨膜反应明显，瘤灶内可见小点状钙化影，局部疼痛和压痛明显。

（3）骨巨细胞瘤：多发生在骨骺愈合以后的骨端，少发生于骨骺未愈合前。高度膨胀，周围界限不清，典型者呈泡沫状。

（4）骨囊肿：发生于干骺端或骨端的中央部，呈中心性对称性膨胀性生长，可有硬化带，骨皮质变薄，易发生病理性骨折，临床上常无症状。

（5）骨内腱鞘（邻关节）囊肿：有时发生于干骺端，X 线平片正面观病灶呈类圆形低密度影，边缘有环状硬化带。侧位无杯口样或碟形皮质缺损，CT 可清晰显示病灶凸入骨松质内，口部狭小。MR 扫描，病灶于 T_1WI 呈低信号，在 T_2WI 呈均匀高信号。

（6）纤维性骨皮质缺损：为局限性骨皮质的发育障碍，见于生长期儿童的长骨干骺端，呈不规则骨皮质凹陷或完全缺损，边缘硬化，可以自愈。Jaffe 认为非骨化性纤维瘤是纤维性骨皮质缺损发展的结果。

【特别提示】

非骨化性纤维瘤（NOF）为一种起源于成熟的骨髓结缔组织的良性肿瘤，无成骨倾向。发病部位以下肢长骨最多见，主要位于膝关节周围。股骨远端干骺端最常见，其次为胫骨近端及远端干骺端，腓骨近端干骺端也常见，比较少见的部位还有股骨近端干骺端及上肢骨。单发非骨化性纤维瘤在短骨及扁骨非常罕见。最新的 WHO 分类将非骨化性纤维瘤和良性纤维组织细胞瘤（BFH）归入一类。非骨化性纤维瘤与纤维骨皮质缺损病理组织学表现相同，当病变较大侵犯髓腔时，称为非骨化性纤维瘤（影像学诊断）

（三）骨化性纤维瘤

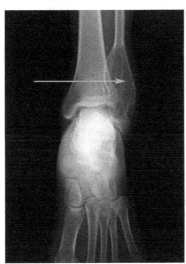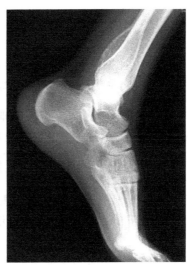

图 1-6-14　左腓骨下端见梭形膨胀性骨质破坏区，骨皮质变薄，边缘清楚，破坏区内可见不规则条状高密度影，病变区无骨膜反应及软组织肿块

【X 线表现】

（1）病变呈单房或多房、形态不规则的膨胀性骨质破坏，周边硬化，无骨膜反应。

（2）病变以骨组织为主则密度高，以纤维组织为主则密度低。

（3）病变内可见散在或密集分布的钙化或骨化影。

（4）长骨病变多位于胫骨干前侧皮质或皮质下，不跨越骺线，易出现胫骨弯曲畸形。

【特别提示】

根据 2005 年 WHO 分类，骨化性纤维瘤与纤维异常增殖症（fibrous dysplasia）、骨异常增殖症（osseous dysplasia）统属于纤维骨性病变（fibro-osseous lesions）。纤维骨性病变是一组正常骨含有各种骨化成分的纤维组织取代的疾病，包括发育和反应性、异常增殖病变以及肿物。骨化性纤维瘤为其中的真性肿瘤，良性，边界清楚。骨化性纤维瘤具有向骨及纤维组织双向发展的特点，多见于 20～30 岁女性颅面骨。病变呈单房或多房，不规则膨胀性骨质破坏，周边硬化，无骨膜反应。

五、转移性骨肿瘤

【X 线表现】

分溶骨型、成骨型和混合型，溶骨型常见。

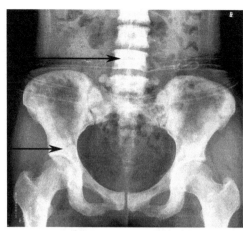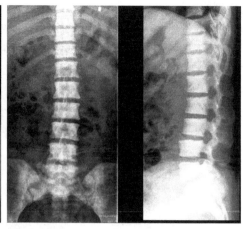

图 1-6-15　骨盆、双侧股骨上端可见散在分布片絮状高密度影，边缘模糊；下胸椎、腰椎及
骶尾椎诸椎骨密度明显不均匀性增高，局部呈象牙质样改变。诸骨皮质多完整，骨轮廓多无改变

（1）溶骨型：常见于鼻咽癌、乳腺癌和肺癌等。长骨骨质破坏发生于骨干或邻近干骺端，松质骨内多发或单发斑片状骨质破坏，发展形成大片状溶骨性破坏，骨皮质亦破坏。多无骨质增生和软组织肿块。扁骨骨质破坏区有多发、散在、融合倾向、软组织肿块。脊椎可见椎体广泛破坏，变扁，椎弓根侵蚀破坏常见，椎间隙多相对完整。

（2）成骨型：常见于前列腺癌，少数乳腺癌、鼻咽癌、肺癌等。表现为松质骨内多发、斑片状、结节状高密度影，密度均匀，边界清楚或不清楚；骨皮质多完整，骨轮廓多无改变。

（3）混合型：兼有溶骨型和成骨型两者的 X 线表现。

【特别提示】

转移性骨肿瘤主要经血行转移，可表现为骨质破坏、骨质硬化或破坏与硬化并存。最常发生于红骨髓分布区（骨盆、脊柱、颅骨、肋骨）。厌骨性肿瘤如皮肤、消化道和子宫恶性肿瘤；亲骨性肿瘤如前列腺癌、肾癌、甲状腺癌、乳腺癌、肺癌和鼻咽癌等。肘、膝关节以下的骨骼发生转移者较少。

六、其他骨肿瘤

（一）脊索瘤

【X 线表现】

（1）骶尾部脊索瘤：多侵犯 S_2 以下，表现为骶尾部囊性膨胀性骨质破坏，位于中线或偏向一侧发展，骨壳完整或不完整，破坏区内可见散在分部斑片状钙化影（50%）。侧位骶前或骶后可见软组织肿块，直肠受压。

（2）颅底病变：多起源于斜坡，呈溶骨性破坏，可向四周破坏蝶骨大翼、筛窦和枕骨，可见钙化，并可见突向鼻咽顶和鼻腔的软组织肿块影。

【影像鉴别】

（1）骨巨细胞瘤：发生于骶尾椎者与之鉴别，后者发生于上部骶椎，肿瘤内无钙化，一般不发生侵袭性生长。

（2）鼻咽癌：发生于颅底主要与之鉴别，鼻咽癌溶骨性破坏多偏于一侧。MRI 动态增

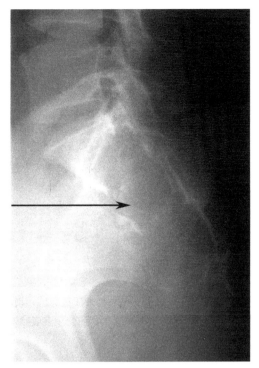

图 1-6-16 S$_1$ 以下椎骨呈囊性膨胀性骨质破坏，前部骨壳不完整，
破坏区内可见小点片状钙化影，骶前可疑软组织肿块

强呈快速上升快速下降曲线，脊索瘤呈缓慢上升缓慢下降曲线。

【特别提示】

脊索瘤起源于原始脊索头端的残留组织，是一种低度恶性肿瘤，其好发部位为骶尾椎和斜坡，少数可发生于颈胸椎。任何年龄均可发病，30～40 岁为好发年龄，男女比例为 2：1。脊索瘤生长缓慢，很少转移。最常见的症状为头痛、鼻塞、面部麻木及脑神经麻痹等，于骶尾部常见症状为骶尾部疼痛、进行性排尿困难和骶后肿块。

（二）骨巨细胞瘤

【X 线表现】

肿瘤好发于骨骺线愈合后的骨端，多呈膨胀性多房性偏心性骨破坏。骨壳较薄，其轮廓一般完整，其内可见纤细骨嵴，构成分房状，称为皂泡征，这是该肿瘤的特征之一。肿瘤常直达骨性关节面下，此亦为其特征之一。肿瘤有横向膨胀的倾向，其最大径线常与骨干垂直。骨破坏区与正常骨的交界清楚但并不锐利，无硬化边。骨破坏区内无钙化和骨化影。一般无骨膜反应，或仅在骨壳与正常皮质交界处可见少量骨膜反应，称为花边样骨膜新生骨。

良、恶性骨巨细胞瘤在 X 线上并无明确差异，以下几点提示恶性：①有较明显的侵袭性表现，如肿瘤与正常骨交界处模糊，有虫噬状、筛孔样骨破坏，骨性包壳和骨嵴残缺不全；②骨膜增生较显著，可有 Codman 三角；③软组织肿块较大，超出骨性包壳的轮廓；④患者年龄较大，疼痛持续加重，肿瘤突然生长迅速并有恶病质。

【影像鉴别】

主要与骨囊肿、成软骨细胞瘤和动脉瘤样骨囊肿鉴别。

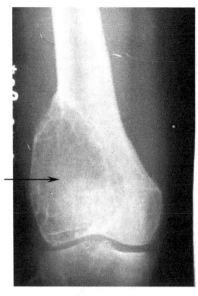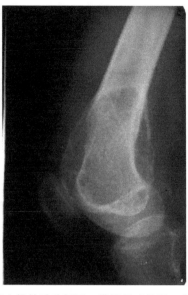

图 1-6-17　右股骨下端外侧部可见类圆形、偏心性骨质破坏区，横径相对较宽，病变累及关节面下及邻近骨皮质下，骨皮质变薄膨胀，病变呈多囊状改变，边缘较清楚

【特别提示】

骨巨细胞瘤又称破骨细胞瘤，是一种局部侵袭性肿瘤，来源于骨内成骨的间充质组织，主要由单核基质细胞和多核巨细胞构成。根据组织学特点，可分为三级，Ⅰ级为良性，Ⅱ级为过渡类型，Ⅲ级为恶性。骨巨细胞瘤好发于四肢长骨，最多见于股骨下端、胫骨上端，其次为桡骨远端、骶骨等。20～40岁为好发年龄，男女之比为1.2∶1。临床表现为患部疼痛、肿胀和压痛。肿瘤穿破骨皮质形成软组织肿块后，皮肤可呈暗红色，表面静脉曲张。

七、骨肿瘤样病变

（一）骨纤维异常增殖症

【X线表现】

（1）囊状膨胀性改变：单发或多发囊状膨胀性透亮区，边缘清晰，有硬化边，骨皮质变薄，外缘光滑，内缘毛糙呈波浪状；囊内常有散在条纹状骨纹和斑点状致密影。

（2）磨玻璃样改变：囊状膨胀性改变中的密度均匀增高，呈磨玻璃状。多见于长管状骨和肋骨。

（3）丝瓜瓢状改变：患骨膨胀增粗，皮质变薄甚至消失，骨小梁粗大扭曲，表现为沿纵轴方向走行的粗大骨纹，类似丝瓜瓢。常见于肋骨、股骨和肱骨。

（4）地图样改变：单发或多发的溶骨性破坏，边缘锐利。颅骨改变主要表现为内外板和板障的骨质膨大、增厚或/和囊状改变，颅面骨不对称性增大，呈极高密度影。

【影像鉴别】

（1）非骨化性纤维瘤：病变区虽然也是透亮，但并非为磨砂玻璃样，且常为单发病灶。

（2）骨囊肿：透亮程度较高，常为中心性，对骨干形成一致性对称性膨胀。多发生在20岁以下。

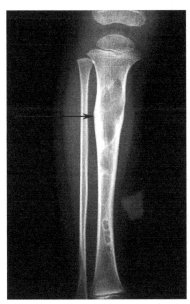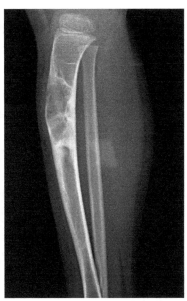

图 1-6-18　左胫骨中上段膨胀性骨质破坏，局部呈多囊状改变，骨皮质变薄，骨髓腔密度
增高，密度不均匀。右胫骨下段见多囊状骨质破坏区，与胫骨长轴一致，边缘见硬化环

【特别提示】

骨纤维异常增殖症（fibrous dysplasia of bone）是以纤维组织大量增殖，代替了正常骨组织为特征的肿瘤样骨病变。病变进展缓慢，早期常无任何症状，可引起肢体的延长或短缩，持重骨可弯曲，出现跛行或疼痛，侵犯颅面骨表现为头颅或颜面不对称及突眼等，故称为"骨性狮面"。

（二）骨囊肿

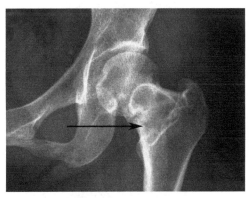

图 1-6-19　左侧股骨颈可见类圆形、中心性囊状骨质破坏区，破坏区边缘清楚，
可见硬化带，内部密度较均匀，股骨颈内侧可见低密度骨折线

【X 线表现】

（1）好发于长管状骨干骺端，最常见的是股骨、肱骨上端；其次是胫骨近端、股骨下端。分为单房及多房性两种。

（2）单房性骨囊肿：多见，常见于骨干或长骨干骺端松质骨内，呈中心性生长，表现为椭圆形或梭形溶骨性破坏区，可见硬化边，边缘清楚。病变范围较小，膨胀多不显著。

（3）多房性骨囊肿：少见，多发生于长骨干骺端松质骨内或骨干髓腔内，呈圆形或椭圆形透亮区，病变被骨嵴分隔为多个大小不等的囊腔，其结构较粗糙。髓腔扩张明显，囊壁较厚。

（4）病理骨折时，可见骨折片沉降征或骨折片陷落征。

【影像鉴别】

（1）动脉瘤样骨囊肿：多为偏心性，具有中等度侵蚀性，可穿破骨皮质包壳。其边缘轮廓模糊不清，呈虫蚀状，骨皮质常膨胀如气球状，可穿刺出新鲜血液，穿刺时常有血液搏动感。

（2）骨巨细胞瘤：多见于 20 岁以上的成年，好发于股骨远端及胫骨近端，病变呈多房状或溶骨状，具有高度偏心性和膨胀性，有横向生长趋势，且具有一定侵蚀性。

（3）单发骨纤维异样增殖症：囊状膨胀性骨纤维异样增殖症与骨囊肿在临床及 X 线表现上极相似，难以鉴别。但骨纤维异样增殖症病变范围较广泛，不一定呈中心性生长，除骨端外，常侵及干骺端及骨干，可以协助鉴别诊断。

（4）孤立性骨嗜酸性肉芽肿：病变范围常较小，可发生于骨的任何部位，以骨干部多见，常伴明显的疼痛，病变边缘不如骨囊肿清晰，且多有骨膜反应。化验检查白细胞计数和嗜酸粒细胞计数均可增高。

（5）非骨化性纤维瘤：多呈偏心性，距离骺板常有一定距离，病变范围较小。

（6）内生软骨瘤：好发于手、足短管状骨，X 线片上可见病变的透明区内有环状或者半环状软骨钙化影。

【特别提示】

骨囊肿通常称为孤立性骨囊肿、单纯性骨囊肿，是一种常见的良性骨病变。病因尚未明确。其发病率占骨瘤样病损的 30.94%，仅次于纤维结构不良而占第二位。

（三）动脉瘤样骨囊肿

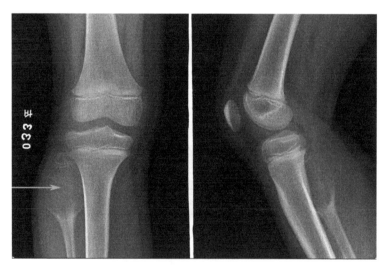

图 1-6-20　腓骨近干骺端纵向、膨胀性骨质破坏，呈"气球状"，局部骨皮质
变薄，呈"蛋壳状"，病变未累及骨骺，病变内未见骨质结构及钙化，
周围软组织未见异常改变

【X 线表现】

（1）长管骨多位于干骺端，骨骺很少受累，病变多呈偏心性生长，并突向软组织内。短

管骨多呈中心性生长，但很少侵及骨干。

（2）典型X线表现：溶骨性、膨胀性骨质破坏区，中间有粗细不等的小梁分隔呈蜂窝状，与正常骨分界清楚，并有增生硬化完整的骨壳。

（3）早期病变多较局限，呈椭圆形骨质侵蚀透明区，并逐渐向外膨出，骨膜下皮质变薄，但仍保持完整。其内有粗细不均的小梁间隔，呈皂泡状或蜂窝状改变。病变增大时可穿破皮质，在软组织内出现肿块。

（4）脊椎骨动脉瘤样骨囊肿好发于脊椎的后部分，其病变基本形态与长管骨相似。发生在颅骨、骨盆或短骨时，多不如长骨病灶典型。

【影像鉴别】

（1）骨巨细胞瘤：骨巨细胞瘤发病年龄大，一般在骨骺闭合后，发生于长骨的关节面下方。极少出现反应性骨质硬化。

（2）单纯性骨囊肿：骨囊肿好发于上肢长骨，而动脉瘤样骨囊肿好发于下肢；骨囊肿一般为中央膨胀性病变，而动脉瘤样骨囊肿一般为偏心性膨胀病变，但在细小骨骼，动脉瘤样骨囊肿可丧失出现偏心性的特征，骨囊肿在骨折后可出现骨片陷落征，有助于两种病变的鉴别。

【特别提示】

动脉瘤样骨囊肿亦称为骨膜下巨细胞瘤、骨化性骨膜下血肿、骨膜下血肿、良性骨动脉瘤等。好发长管状骨的干骺端，以股骨最多，其次为肱骨、胫骨、脊柱等，好发年龄11～30岁（约占62.29%）。动脉瘤样骨囊肿是一充满血液的肿瘤样病变，因其外形似动脉瘤样的囊状膨出而得名，特征性影像表现为静置后出现液—液平面，但此征象并不特异。

第7节　关节病变

一、类风湿性关节炎

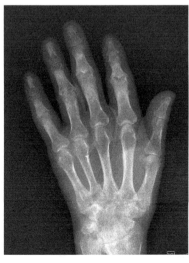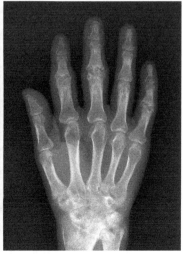

图 1-7-1　腕关节诸腕骨间关节、腕掌关节、指间关节关节间隙明显狭窄，
骨性关节面下可见多发囊性低密度病灶，边缘不清楚，近排腕骨失去
正常形态，桡骨远端关节面毛糙不整

【X线表现】

手足小关节最早和最常受累，少数可侵犯膝关节、肘关节、肩关节和髋关节等大关节。中轴骨以颈椎最常受累。

(1) 早期：手足小关节多发、对称性、梭形软组织肿胀，进而关节间隙变窄；边缘性骨侵蚀（重要早期征象，骨质边缘局限性缺损，毛糙不整）；周围小关节、邻近关节区骨质疏松。

(2) 软骨下骨受累：软骨下囊性病灶（假囊肿），呈多发、边缘不清楚的小透亮区。尺骨鹰嘴、肱骨远端、股骨颈或膝关节周围骨质偶尔可见大囊性病灶。

(3) 晚期：关节结构破坏导致骨和骨之间不正常接触，形成压迫性侵蚀，常见于承重关节。关节纤维性强直、骨性强直。肌腱及韧带炎症、松弛、断裂，表现为关节脱位、排列不良、畸形。

(4) 特殊部位骨关节特征性改变：①跟骨：跟腱附着处软组织肿胀，跟骨结节下缘跖筋膜附着处、第5跖骨基底部及籽骨的肌腱附着处可见不规则的羽毛状骨增生。②肋骨：以第3～5后肋最多见，表现为肋骨上缘局限性糜烂或广泛骨质破坏。③尺骨茎突：局部软组织肿胀，尺骨茎突外缘骨质侵蚀破坏，呈泡沫状或结节状增大；可见与骨干平行的层状骨膜反应。④颈椎：寰枢关节半脱位；颅底凹陷及中下部颈椎不稳。

【影像鉴别】

(1) 关节结核：多单关节发病，关节软骨和骨质破坏发展快而严重。

(2) 痛风性关节炎：呈间歇性发作，男性多见，半数以上先侵犯第一跖趾关节，发病高峰期血尿酸增高，晚期形成痛风结节。

【特别提示】

类风湿性关节炎（RA）是一种以关节病变为主的慢性全身自身免疫性疾病。临床表现为手足小关节滑膜所致的关节侵蚀和畸形。常见于40岁以上女性，是心血管疾病的独立危险因素。

二、强直性脊柱炎

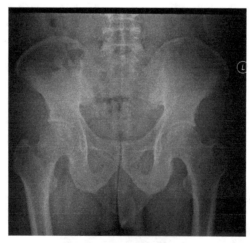

图 1-7-2　双侧骶髂关节间隙消失，呈明显骨性强直

【X线表现】

(1) 骶髂关节改变：最早侵犯（100%），双侧对称性发病为其特征，一般在骶髂关节下

2/3 的髂骨侧开始。髂侧关节面模糊、侵蚀破坏，呈鼠咬状，边缘增生硬化，关节间隙"假增宽"。继之，关节间隙变窄甚至消失，最后骨性强直。

（2）上行侵及脊柱：开始病变侵蚀椎体前缘上角或者下角（Romanus 病灶）使椎体前缘失去正常内凹状态，呈平直或者突起，形成方椎；侵蚀椎小关节突，致使关节突骨质破坏，关节面毛糙、硬化，关节间隙变窄消失，最终骨性强直。纤维环及前纵韧带深层骨化形成平行于脊柱的韧带骨赘（竹节状脊柱）；骨突关节囊、黄韧带、棘间和棘上韧带骨化；脊柱强直，易骨折。脊柱废用性骨质疏松。

（3）寰枢关节侵蚀：多见于齿状突的前侧和背侧，寰枢椎半脱位。

（4）附丽病：肌腱韧带及关节囊与骨的附着部可有与骨面垂直的骨化，呈胡须状，也可有骨侵蚀，常见于坐骨结节、股骨大转子、髂嵴、脊柱的棘突和跟骨结节等。

（5）关节受累：髋关节最常见，多为双侧对称性分布，股骨头糜烂，关节边缘骨质增生，关节间隙变窄，关节面侵蚀，关节面下囊变，反应性骨硬化、髋臼和股骨头关节面外缘骨赘，晚期出现双髋关节的对称性骨性强直。

【特别提示】

（1）强直性脊柱炎化验检查类风湿因子阴性，90％患者 HLA-B27 阳性。

（2）强直性脊柱炎特征性 X 线表现是：椎旁韧带钙化骨化呈竹节样改变。早期 X 线表现为骶髂关节炎，病变一般在骶髂关节的中下部开始，为两侧性。开始多侵犯髂骨侧，进而侵犯骶骨侧。可见斑点状或块状骨侧明显。继而可侵犯整个关节，边缘呈锯齿状，软骨下有骨硬化，骨质增生，关节间隙变窄。最后关节间隙消失，发生骨性强直。

三、退行性骨关节病

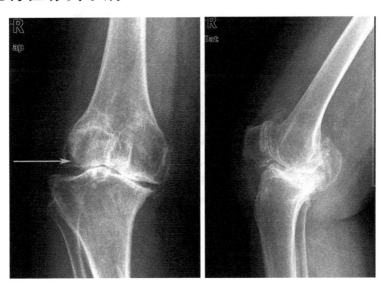

图 1-7-3　右膝关节关节间隙明显变窄，骨性关节面明显增生硬化，关节边缘可见明显的骨赘形成，以髌骨后缘为著。骨性关节面扁平且不规则，在骨性关节面下松质骨内可见囊状透光区，边缘有轻度硬化环。右膝关节囊内见多个小游离体，右膝关节骨端对位不良，呈半脱位状态，髌上囊密度增高

【X 线表现】

（1）关节间隙变窄：关节软骨破坏，可致关节间隙变窄，关节持重部位表现更明显，为

最常见的早期征象。

（2）骨赘形成：边缘锐利，关节面周缘骨性突起，呈唇样或鸟嘴样。

（3）软骨下反应性硬化：关节软骨下广泛密度增高。

（4）骨性关节面扁平且不规则，关节软骨下骨质致密，在骨性关节面下松质骨内可见圆形、类圆形透亮区，边缘清楚，边缘有轻度硬化环。

（5）后期：关节失稳、半脱位、畸形、关节内游离体。

【特别提示】

退行性骨关节病又称骨关节炎、肥大性或增生性关节炎，以关节软骨退变、关节面和其边缘新骨形成为特征的非炎征性骨关节病变。

四、神经性关节病

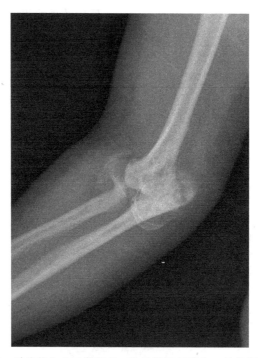

图 1-7-4　肘关节失去正常形态，肱骨髁破坏消失，尺骨鹰嘴增宽，
关节面硬化，肘关节周围可见不规则的大小不等的碎骨块影，
边缘较光整，关节周围软组织明显肿胀

【X线表现】

（1）早期：关节肿胀、关节半脱位、关节面硬化及破坏侵蚀和关节邻近骨质的自发性骨折。

（2）病变进展：关节破坏加重。肿胀的关节周围软组织内可见单发或多发、形态不规则的钙化影或碎骨片。关节面硬化及脱位或半脱位更明显。破坏区邻近骨干可见骨膜反应。可继发感染。

（3）足部神经性关节病常有多个跗骨、跖骨及趾骨的吸收破坏，跗骨间及跖趾关节松解。

【特别提示】

（1）神经性关节病又称夏科关节病（Charcot arthropathy），中枢神经或周围神经病变引起感觉减退或消失，关节受力过度反复受伤，而造成关节的退行性改变。

（2）糖尿病、脊髓空洞症、截瘫及末梢神经损伤为本病的主要原因；儿童、脊髓脊膜膨出为常见致病因素。糖尿病性神经性关节病常累及足部关节，脊髓空洞症易侵及肩关节及肘关节。

（3）患者无疼痛感，关节严重破坏的程度与病人的自觉症状极不相称为此病的临床特点。

五、滑膜骨软骨瘤病

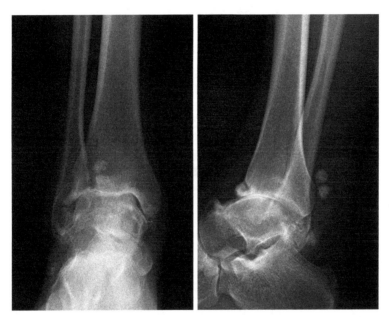

图 1-7-5 踝关节腔内见多个大小不等类圆形钙化结节影，边缘清楚，
密度多不均匀，关节间隙变窄，边缘可见骨质增生影

【X 线表现】

（1）关节部位有多个圆形、卵圆形高密度影，边缘清楚，可呈均匀性高密度或者是周边密度高中心密度低。

（2）关节间隙和关节面一般保持正常。

（3）晚期，病人可见关节面边缘骨质增生等关节退行性变。

（4）X 线平片约有 1/3 病人无钙化或骨化改变。

【特别提示】

滑膜骨软骨瘤病比较少见，是一种良性自限性的增生性疾病，以关节滑膜或其他关节内衬增生并化生为成骨和/或软骨为特征。滑膜骨软骨瘤病一般为单关节病变，好发于膝关节、髋关节和肩关节，肘关节和踝关节也可受累。较少发生于手足部的小关节。病因不明，可能与慢性滑膜炎有关。

六、痛风

【X 线表现】

X 线表现为骨侵蚀破坏及痛风结节形成。

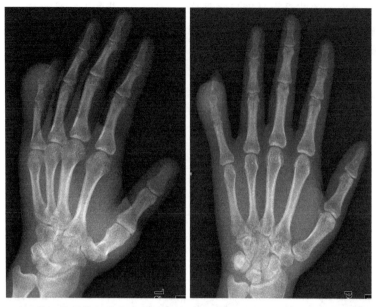

图 1-7-6　第 5 指骨指间关节边缘出现大片虫蚀样骨质缺损区,骨缺损呈蜂窝状,
在破坏区边缘部可见薄如蛋壳的骨质翘起,周围可见不规则形软组织肿块影

（1）早期,以软组织的炎症改变为主,多累及手足小关节,尤其是第 1 跖趾关节,表现为关节软组织肿胀。

（2）发展,在关节的边缘出现 1~30mm 不等、穿凿状或虫咬状骨缺损,边缘锐利清晰,骨皮质出现硬化或多处波浪状凹陷,病变广泛,骨缺损呈蜂窝状。关节周围软组织内出现结节状钙化影（痛风结节钙化）,临近骨皮质不规则或分叶状侵蚀破坏。

（3）病灶侵及关节软骨,引起关节间隙变窄,关节面不规则,软骨下骨质塌陷,甚至累及骨干。关节损伤严重时,可发生关节脱位。

（4）痛风性关节炎特征表现:在骨质破坏区边缘部,可见翘起且突出的薄如蛋壳的骨质,恰好痛风结节位于其上。

【影像鉴别】

主要与类风湿性关节炎鉴别。

【特别提示】

痛风是由于嘌呤代谢异常和（或）尿酸排泄受阻所致的一种异质代谢性疾病,临床特点为高尿酸血症,脏器损害以骨关节、肾脏及心血管为主,常合并代谢综合征。男性高发于40~69 岁,女性发病多在绝经后。目前痛风发病有年轻化趋势。

第8节　脊柱病变

一、脊椎退行性变

【X 线表现】

（1）脊柱生理弯曲变直、侧弯,椎间隙变窄,椎间盘内"真空征",髓核钙化。

（2）椎体终板骨质增生、硬化,边缘唇样骨赘形成,可见骨桥连接上下两个椎体。

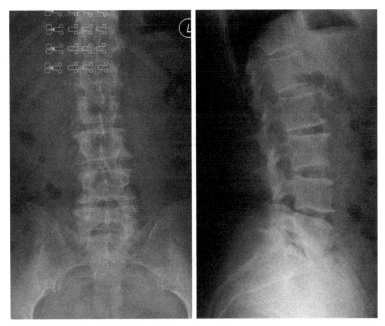

图 1-8-1　腰椎曲度变直，椎体序列连续，椎体边缘椎小关节突明显骨质增生
硬化。椎小关节突增生变尖，关节面硬化，腰 4/5 椎间隙略狭窄

（3）椎小关节间隙变窄，关节面硬化，关节突变尖及脊椎不稳。

【特别提示】

脊椎退行性变多为生理性老化过程，包括椎间盘、椎间关节和韧带的退行性变。影像学表现具有特征性，无需鉴别诊断。

二、脊椎滑脱

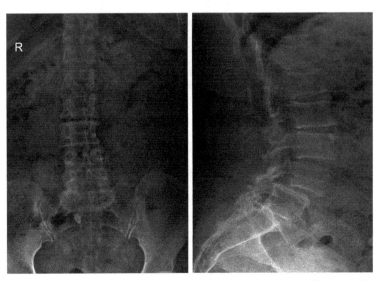

图 1-8-2　腰椎序列不自然，腰 4 及以上椎体向前移位至约下位椎体上缘的 1/3

【X 线表现】

（1）正位：椎弓峡部（上下关节突间）裂隙、密度增高、结构紊乱，可见"张弓搭

"箭"影。

（2）侧位：相对于下位椎体，上位椎体向前不同程度的移位。椎弓峡部可见自后上斜向前下的低密度裂隙影，边缘可硬化，断端错位分离。

（3）双斜位：单侧或者双侧椎弓峡部见纵行带状透亮裂隙（项圈征）。

【特别提示】

（1）脊椎滑脱症与先天性发育不良和创伤有关。可分为脊椎滑脱症前期（只有椎弓狭部的缺损，而无椎体滑动）、真性脊椎滑脱症（椎弓狭部缺损且合并椎体滑动）和退行性脊椎滑脱症或假性滑脱（椎弓狭部骨质结构完整，但有椎体滑动）。

（2）临床上一般将下位椎体的上面分为四等份，判断上位椎体的滑脱程度。如将骶椎上面分为四等份，衡量 L_5 椎体向前滑动的程度，L_5 椎体向前滑动不超过骶椎上面 1/4 者为 Ⅰ 度，不超过 1/2 者为 Ⅱ 度，不超过 3/4 者为 Ⅲ 度，超过 3/4 者为 Ⅳ 度。

第9节　软组织病变

一、骨化性肌炎

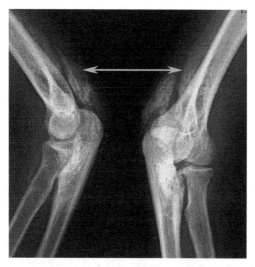

图 1-9-1　右肱骨下段背侧骨旁软组织内可见不规则的条纹状及斑片状状钙化、
骨化影，与肌束方向平行，与骨皮质间有一透亮间隙

【X 线表现】

（1）早期：发病 3~6 周，病理上以成纤维细胞在骨骼肌内增殖活跃为特征，局部肌肉水肿，无明确骨化成分，受累骨可出现轻微骨膜增生，影像学表现缺乏特征性，增强表现为动脉早期肿块呈显著强化，毛细血管期和静脉期周围的水肿带呈显著的较均匀强化。

（2）中期：发病 7 周~6 个月，病理上表现为壳样骨化，骨壳间夹杂鱼肉样软组织，影像学表现为环状骨化，呈"蛋壳"征象，具有特征性。

（3）晚期：发病 6 个月以上，病灶局限，边界清楚，周围肌肉水肿消失，骨化影浓密，影像学表现为离心性分布的骨化团块。

【影像鉴别】

（1）骨外软组织骨肉瘤：斑片状瘤骨位于肿瘤中央区，外周较淡或无肿瘤骨，局部伴软组织肿块并逐渐增大。

（2）骨外软骨肉瘤：多有较大软组织肿块，与正常组织分解模糊，钙化集中于肿瘤中央区，呈斑点、片状。

【特别提示】

骨化性肌炎以男性青少年 10～20 岁好发，有报道最大 80 岁，最小 5 个月，以下肢股四头肌、腹内侧肌或上臂肌易损伤区多发，可发于关节附近的骨骼肌、纤维组织、皮下组织，也可发生于韧带，血管壁上，偶尔可发生于腹腔内如肠系膜等部位。病程短至数周，长达数年。

二、软组织血管瘤

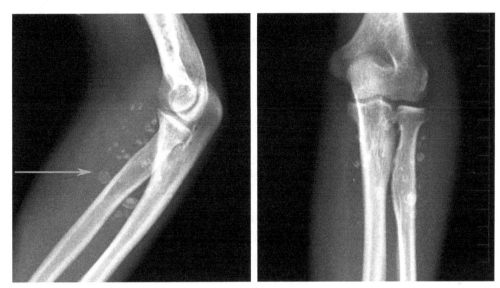

图 1-9-2　左尺桡骨近段周围软组织内可见散在分布的大小不等的，圆形或椭圆形环状钙化，中心低密度区内亦可见点状高密度钙化影，边缘清楚。周围软组织肿胀，解剖层次显示不清。左尺桡骨骨质未见确切异常

【X 线表现】

（1）平片对于较小病灶显示困难。

（2）较大者，表现为软组织肿胀或肿块，边界不清，可显示肿瘤供血动脉或引流静脉（扭曲条索影）。

（3）特征性表现：静脉石，常多发，大小不等，呈圆形或椭圆形环状钙化。周围骨结构可发生压迫性骨质破坏。

【特别提示】

血管瘤（haemangioma）多认为是一种由血管组织构成的先天性良性肿瘤，见于人体任何组织，同样也是较常见的软组织肿瘤之一。病理上，根据血管腔大小以及血管壁内皮细胞的类型可分为：毛细血管瘤、海绵状血管瘤、静脉血管瘤和混合血管瘤 4 型。发病年龄较轻，病程长，一般无明显临床症状。发生于皮肤及皮下等表浅部位时，可见皮色呈紫红或蓝色，较少见，而部位较深的有时可扪及搏动和听到血管杂音。

第 10 节　其他骨与关节疾病

一、维生素 D 缺乏症

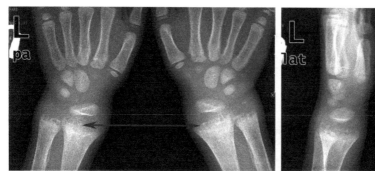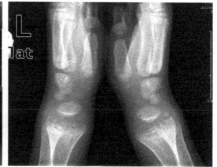

图 1-10-1　左腕关节骨密度减低、骨小梁模糊、骨皮质变薄；左尺桡骨远端干骺端先期
钙化带不规则变薄、模糊，干骺端两侧膨大，呈杯口状改变，干骺端小梁稀疏呈毛
刷状；骺板增宽，边缘模糊

【X 线表现】

(1) 活动期：主要表现为骨质软化。骨密度减低、骨小梁变细减少，边缘模糊、骨皮质变薄；临时钙化带不规则变薄、模糊或消失；干骺端向两侧膨大、中央呈杯口状凹陷；干骺端骨小梁稀疏、紊乱，呈毛刷状；骺线不规则增宽；骨骺出现延迟，边缘模糊；承重骨变形；可见假性骨折（Looser 带，好发于耻骨支、肱骨、股骨上段及胫骨等处，表现为与骨皮质垂直的宽为 1~2mm 的光滑透亮线，边缘致密）。

(2) 恢复期：临时钙化带出现并逐渐增厚；干骺端边缘清楚而规则；骨骺骨化中心相继出现；严重畸形多不能恢复。

【特别提示】

维生素 D 缺乏症是由于维生素 D 及其活性代谢产物缺乏，引起钙、磷代谢紊乱，导致骨基质缺乏钙盐沉着，而引起的佝偻病和骨质软化症。临床可表现为囟门闭合延迟，出牙迟缓、方颅、串珠肋、手镯样畸形、鸡胸、Harrison 沟、"O" 形或 "X" 形腿等。病变易出现在成长较快的干骺端。

二、维生素 C 缺乏症

【X 线表现】

(1) 活动期：坏血病线（先期钙化带增宽和致密，于干骺端形成一密度增高且不规则的带状影，为坏血病较早的表现，但不具特征性）、坏血病透亮带（坏血病线下骨干侧可见一密度减低的横行带影）、骨刺（自骺板向骨干外方突出的刺状影像）、骺板骨折变形、角征（骺板与干骺端之间边缘性裂隙，使骺板骨干侧的松质骨与皮质骨呈单侧或双侧裂隙状缺损）、骨膜下出血和环状骨骺（骨骺周围相当先期钙化带部位发生致密的钙化，同时骨骺中心部位骨质疏松形成一透亮的环影，称为 Wimberger 环）。

(2) 恢复期：骨皮质逐渐增厚，与松质骨界限清晰。骨密度恢复正常，坏血病带消失，

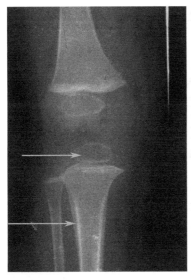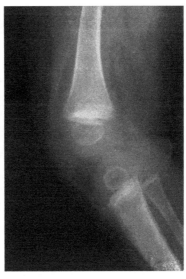

图 1-10-2　右膝关节诸骨骨质密度减低，干骺端先期钙化带增宽致密呈不规则
带状，右胫骨上干骺端内侧可见骨刺，骨骺边缘呈环形硬化。右胫骨周围可见
层状致密影，与骨干相平行（骨膜下出血）

增厚的先期钙化带遗留在骨干内呈一横线。骨膜下出血形成的软组织影像缩小，并发生骨化使皮质增厚。骨骺移位者可逐渐恢复，不遗留畸形。骨骺化骨中心可遗留一透亮区。

【影像鉴别】

佝偻病：活动期佝偻病干骺端增宽、凹陷，粗疏骨小梁呈毛刷样改变，先期钙化带无硬化，骨骺出现延迟，密度降低。

【特别提示】

维生素 C 缺乏症亦称坏血病（scurvy），主要由食物中维生素 C 缺乏引起。多见于 8 个月～2 岁人工喂养小儿。

三、氟骨症

【X 线表现】

（1）骨质硬化：骨小梁增粗，呈砂砾状或颗粒状骨纹及大小不等的骨斑。骨膜增生、骨皮质增厚，有时可表现为"双框征"。

（2）骨质疏松：常见于下部肋骨，骨皮质呈虫蚀状，不连续。

（3）骨质软化：严重者出现骨结构变形，如脊柱后突、椎体双凹变形、髋臼内陷。

（4）关节退行性改变：关节间隙狭窄，骨性关节面模糊、中断、硬化或粗糙不平，骨性关节面下有小的囊状破坏，关节边缘骨质增生呈骨端蘑菇状变形。有时可见关节囊肥厚或关节内游离体。

（5）韧带钙化或骨化：肌腱、韧带、关节囊附着于骨的部位以及骨间膜骨化（玫瑰刺）。

【影像鉴别】

（1）石骨症：为先天性骨发育异常，以全身骨质硬化为特征，"夹心面包"、"靶环征"为其特征性 X 线表现。

（2）成骨性骨转移癌：好发于躯干骨和四肢长骨近端，髓腔内可见大小不等的棉团状骨

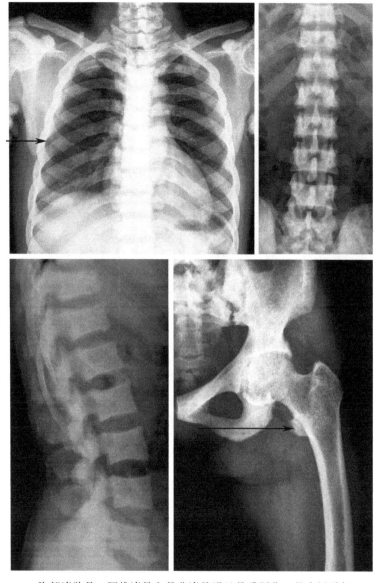

图 1-10-3　胸部诸肋骨、腰椎诸骨和骨盆诸骨明显骨质硬化，骨小梁增粗，呈纱布
网眼状改变，骨皮质增厚。左髋关节关节间隙狭窄，骨性关节面模糊、硬化，关节
边缘骨质增生。左股骨小转子区可见肌腱、韧带附着于骨的部位呈须状骨化

硬化影，一般不会改变骨骼的外形，膝关节或肘关节远端很少受累。

【特别提示】

氟骨症是因过量摄入氟化物所致的一种全身性代谢性骨病，主要由饮用水氟含量过高所致，即地方性氟骨症。氟骨症可表现为骨质硬化、骨质疏松、骨质软化或骨质硬化与骨质疏松并存。

四、骨嗜酸性肉芽肿

【X 线表现】

（1）长骨嗜酸性肉芽肿：最常见于股骨，其次为胫骨与肱骨。好发于骨干，其次为干骺

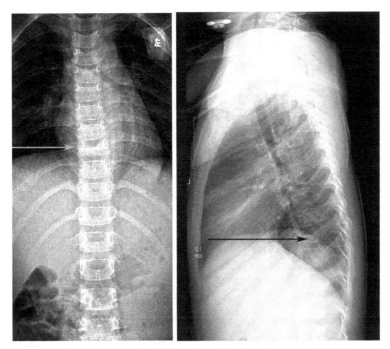

图 1-10-4　胸椎曲度略变直，序列连续，胸 9 椎体明显变扁，且呈楔形变。双侧椎弓根显示良好，未见确切破坏，邻近椎间隙未见明显狭窄

端。髓腔内见单房或多房溶骨性破坏，破坏区边缘反应性骨增生不明显；病变膨胀性生长，穿破骨皮质可形成平行状或葱皮样骨膜反应，使骨干增粗，骨膜反应与骨皮质间见透亮线，不形成放射状骨针。病变可伴范围较广泛的软组织肿块，但其边界清楚光整，密度较均匀，常对称包绕骨质破坏区。在病变自限修复时，病灶缩小，周边可有不同程度硬化。

（2）脊柱嗜酸性肉芽肿：可侵犯单个、多个相邻或间隔的椎体，但以单发多见，发生部位以胸椎和腰椎多见。椎体呈囊性破坏或溶骨性破坏，囊性破坏多起于椎体中心，边缘常有硬化；溶骨性破坏椎体易压缩或呈扁平椎。椎体溶骨性破坏常累及一侧附件，病变区椎间隙正常或略变窄。

（3）颌骨嗜酸性肉芽肿：表现为颌骨大块状溶骨性破坏，轮廓不规则，边缘清楚，无硬化，具有特征性"地图状"改变，增强扫描病变可有中度以上强化。肩胛骨、锁骨及骨盆均以溶骨性破坏为主，破坏区边缘膨胀，骨盆病变周围上缘反应性硬化为诊断本病的重要征象。颌骨的病变常呈圆形或类圆形骨缺损，如出现悬浮齿征则有助于本病诊断。

【特别提示】

骨嗜酸性肉芽肿是由大量组织细胞和嗜酸粒细胞浸润为主的一种网状内皮组织疾病。常发生于 5～15 岁青少年，可能发生在任何骨，但最常见于扁骨，颅骨最常受侵，颅盖骨（常见于顶骨）比颅底骨常见。

（李　泉）

第2章
呼吸系统

第1节　气管和支气管疾病

一、先天性支气管囊肿

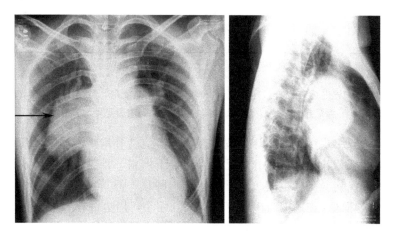

图 2-1-1　右侧肺门区纵隔旁见卵圆形致密性，边缘清楚，密度均匀。侧位重叠于中纵隔区

【X 线表现】

（1）含液囊肿：呈圆形、椭圆形或分叶状，密度均匀，出血者可见钙化，边缘光滑锐利，有时囊壁可见弧形钙化，周围肺组织清晰。深呼、吸气相囊肿形态大小可见改变，邻近胸膜无改变。

（2）含气囊肿：呈薄壁环状透亮影，囊肿壁厚度约 1mm，囊壁内外缘光滑且厚度均匀一致。呼吸相摄片可见其大小和形态改变。有时气囊肿可见间隔，表现为多房性。

（3）液气囊肿：囊肿内可见气液平面。感染后囊壁增厚，抗感染治疗后可恢复原貌。反复感染囊壁可发生纤维化。并发感染则在其周围出现斑片状浸润影。与周围肺组织发生粘连，可使其形态不规则，局部胸膜肥厚粘连。

（4）多发性肺囊肿：多见于一侧肺，多为含气囊肿，大小不等，密集者如蜂窝。囊壁薄而边缘锐利，感染后囊壁可增厚且模糊。通常伴有胸膜增厚，肺体积减小。少数可见小的气液平面。

【影像鉴别】

（1）肺隔离症：表现可类似于支气管含液囊肿，但有发病部位及特定的主动脉血供。

（2）肺包虫囊肿：可类似于支气管液气囊肿，若有疫区居住史，囊壁钙化及内囊分离的典型表现可以鉴别。

（3）急性肺脓肿：可与合并感染、囊壁增厚的液气囊肿类似，但其起病急，经抗感染治疗病灶可逐渐缩小而吸收。

（4）神经源性肿瘤：神经源性肿瘤好发于后纵隔脊柱旁，病理类型多为神经纤维瘤或神经鞘瘤，影像上呈类圆形软组织影，边缘光滑，密度较均匀。

【特别提示】

先天性支气管囊肿是起源于原始前肠的一种先天性病变，好发于纵隔及肺内，约 2/3 发生在中纵隔，主要是器官旁和气管隆突或隆突下水平。发生于肺内者又称肺囊肿。

二、气管、支气管异物

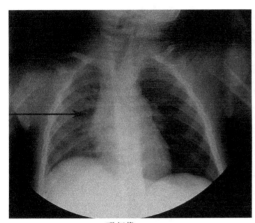
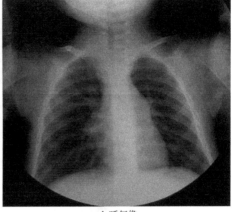

a.吸气像　　　　　　　　　　　b.呼气像

图 2-1-2　吸气像纵隔略向右移位，右肺透亮度降低，左肺透亮度增强。呼气像，
纵隔恢复正常位置，双肺透亮度一致

【X 线表现】

（1）气管异物：①直接征象：动物性或矿物性异物多可直接见于气管的透光区内。不透 X 线的扁平异物的最大径面呈矢状位，即在正位上异物呈条形，侧位上显示异物最大径面的片状影。②间接征象：气管内异物多引起呼气性活瓣阻塞，两肺含气量增多，透亮度高，横膈活动幅度减弱，吸呼气时肺野透亮度改变不明显；明显者还可见呼吸两相心影大小反常变化，即吸气相时心影反常增大，呼气相时心影反常变小；异物小时可无异常发现。

（2）支气管异物：①直接征象：不透 X 线异物可直接显示其部位、形态和大小。②间接征象：阻塞性肺气肿，表现为相应部位肺透明度增高，肺纹理稀少，呼气时表现明显。肺部感染，异物存留时间较久，可发生肺炎甚至肺脓肿。肺不张、支气管完全阻塞可引起所属的一侧肺或某个肺叶、肺段的密度增高及体积缩小。纵隔摆动，支气管部分阻塞时，支气管内活动性异物在吸气时可向下移动，阻塞支气管，纵隔向患侧移位；呼气时，纵隔又恢复原位。支气管非活动性异物，在吸气时纵隔位置不变，而呼气时纵隔向健侧摆动。

【影像鉴别】

食管异物：不透 X 线的扁平气管异物与之鉴别。食管为前后径小而横径宽的管腔，扁平异物进入后，后前位可显示异物宽面，而侧位显示其窄面，与气管异物相反。食管吞钡检查有助于两者鉴别。

【特别提示】

气管、支气管异物多见于 5 岁以下儿童，偶见于成人。支气管异物下叶支气管远较上叶支气管为多，且右侧较左侧多见，因右侧支气管同气管连接较直，管腔较左侧大，故异物易被吸入。异物大致可分三类：①植物性异物，多见。②矿物性异物，较少见。③动物性异物，少见。异物引起的机械性阻塞可分为双向通气、呼气性活瓣阻塞、吸气性活瓣阻塞、完全阻塞。

三、支气管扩张

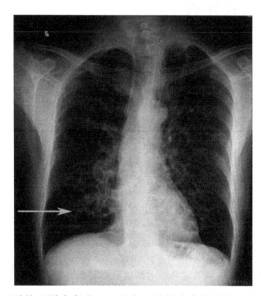

图 2-1-3　双肺纹理增多紊乱，双肺中下肺野内中带见多发大小不等囊状
透亮影，部分病灶底部见小的液气平面

【X 线表现】

（1）轻度支气管扩张可无异常发现。

（2）明显的支气管扩张表现为病变区肺纹理增多、增粗、紊乱。含气的扩张支气管表现为粗细不规则的管状透亮影。含有分泌物的扩张支气管表现为不规则的杵状或者棒状致密影。囊状扩张的支气管表现为多个薄壁空腔，其中可有气液平面。

（3）继发感染时，在增多、紊乱的肺纹理中可伴有小斑片状模糊影，或较大的片状实变影。

（4）支气管扩张反复炎症感染可导致膈胸膜局限性胸膜增厚，表现为病变区邻近出现膈肌的线样或小三角形尖幕状粘连。

【特别提示】

先天性支气管扩张是指支气管持久性扩张并伴有支气管壁的破坏。一般是指直径大于 2mm 的中等大小近端支气管由于管壁软骨先天发育缺陷、肌肉和弹性组织破坏引起的异常扩张。病理上支气管壁毁损，呈持久性不可逆的扩张变形，同时伴有周围肺组织的慢性炎症。后天性支气管扩张是后天获得性的，是指支气管由于管壁的肌肉和弹性组织破坏引起的异常及扩张，后天性支气管扩张的主要病因有：①慢性炎性病变。②各种特殊类型感染（如结核、ABPA、DPB等）。③肺弥漫性间质纤维化病变。支气管扩张分为柱状支气管扩张、囊状支气管扩张和静脉曲张型支气管扩张。

四、慢性支气管炎

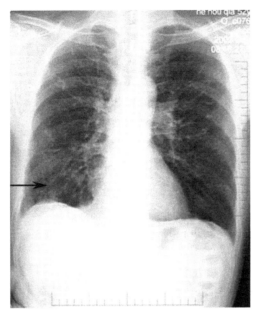

图 2-1-4　双肺纹理增多紊乱，可见纹理延伸到肺野外带，其内可伴有小点状阴影

【X 线表现】

（1）早期，可无异常征象。

（2）病变发展，可出现肺纹理增粗、增浓、扭曲变形，并延伸达肺野外带。肺纤维化可呈网格状、小点状、条索状阴影。

（3）晚期，可出现肺气肿和肺动脉高压。肺气肿表现为肺野透亮度增加，肋间隙增宽，心脏狭长，膈肌低平，形成肺大泡。肺动脉高压表现为肺血管纹理近肺门处增粗（右下肺动脉横径超过 15mm），而外围分支细少。

【影像鉴别】

需与间质性肺炎、结缔组织疾病、尘肺、细支气管炎等鉴别。

【特别提示】

慢性支气管炎患者是否出现 X 线表现和特异性表现与病史长短有重要关系。放射医师对慢性支气管炎的诊断必须结合病史。

第 2 节　肺先天性疾病

一、奇叶

【X 线表现】

（1）正位：奇裂呈细的线条影，由右肺尖部向内、向下达肺门上方，终点呈倒置的逗点状，此点状圆形阴影代表奇静脉断面的垂直投影，而在肺尖起点胸膜反折处，有时可见一小

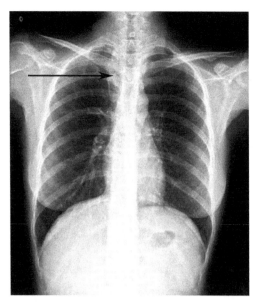

图 2-2-1　右肺上叶脊柱旁见细线条影，即奇副裂，于右肺尖部向内、
向下至肺门上方，终点呈一倒置逗点状影像

的三角形尖状突起。

（2）如果奇静脉压迫通向奇叶的支气管较紧，可使奇叶发生肺不张及支气管扩张。

【特别提示】

奇叶是因奇静脉位置异常所致，在胚胎发育早期，奇静脉跨于右侧肺尖。以后，肺向上发展，奇静脉应下移至肺尖内侧，最后固定于右侧纵隔内肺根上方。若这种滑移动作受阻，奇静脉即嵌入右肺上叶肺尖部，壁层和脏层胸膜也随之陷入。由于奇静脉位于壁层胸膜之外，故奇副裂由四层胸膜所组成：即两层壁层胸膜和两层脏层胸膜。被奇静脉分隔的右肺上叶内侧部分即为奇叶。

二、肺隔离症

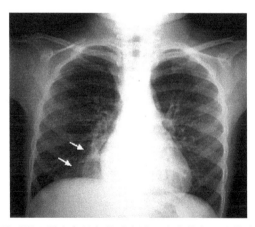

图 2-2-2　右肺下野心影右旁见条状致密影，密度均匀，边缘清楚（白箭头）

【X 线表现】

（1）肺叶内型肺隔离症：典型者发生于下叶，左侧更为常见。X线表现为均匀实变区，边缘光整或分叶状。

（2）肺叶外型肺隔离症：左下叶后基底段部位的软组织密度影，位于膈上或膈下，病灶密度均匀。

【影像鉴别】

（1）肺脓肿：肺隔离症继发感染时，与肺脓肿表现类似。前者好发于下叶后基底段，呈囊状，后者多见于上叶后段或下叶背段，很少呈囊状。

（2）阻塞性肺不张：下叶阻塞性肺不张因支气管轻度扩张且黏液潴留，表现为较大的实变区内多发囊状或管状低密度影时，形似肺隔离症。前者实变区前缘为斜裂，多呈平直或凹面向前外方的弧线状，无异常供血。

【特别提示】

肺隔离症为胚胎时期一部分肺组织和正常肺分离而单独发育，其血供来自体循环的一支或多支异常动脉，引流静脉可经肺静脉、下腔静脉或奇静脉回流。根据隔离肺有无独立的脏层胸膜包裹，分为肺叶内型和肺叶外型肺隔离症。

三、肺动静脉瘘

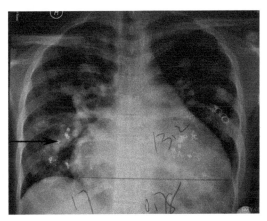

图 2-2-3　右肺中下野内中带见多发条棒状及结节状高密度影，
边缘清楚，密度均匀，与肺门血管相连续

【X线表现】

根据X线胸片可分为囊状肺动静脉瘘和弥漫性肺小动静脉瘘。

（1）囊状肺动静脉瘘：可在肺野内显示单发或多发结节状影，且多见于下叶，直径1~3cm不等，多呈凹凸不平或浅分叶状，密度均匀，少数可见钙化，边缘光滑锐利。常可见一支或数支粗大扭曲的异常血管阴影引向肺门，为输入血管。

（2）弥漫性肺小动静脉瘘：表现为肺叶或肺段分布的多发葡萄状高密度阴影，或仅表现为肺纹理增粗、扭曲、紊乱，甚或无阳性表现。

【影像鉴别】

需与肺结核球、良性肿瘤及肺癌鉴别。

【特别提示】

肺动静脉瘘是肺动脉与静脉直接相通形成短路，肺动脉血液不经过肺泡直接流入肺静脉。多为先天性，少数可由于肺部创伤累及肺血管而形成。

第3节　肺部炎症

一、大叶性肺炎

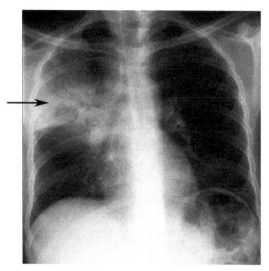

图 2-3-1　右肺上叶见大片状实变影，下缘为水平裂，边缘清楚，
上缘模糊，病变密度不均匀，其内可见支气管气象

【X 线表现】

（1）充血期：往往无明显异常的 X 线征象，或仅见病变区局限性肺纹理增强。

（2）实变期：与肺段和肺叶的范围相符合的片状、三角形或大片状密度均匀的致密影。由于实变肺组织与含气的支气管相衬托，其内有时可见透亮的支气管影，称空气支气管征或支气管气像。叶间裂的一侧病变边缘显示清楚锐利，其他部分则模糊不清，外围阴影逐渐变淡。

（3）吸收消散：实变阴影的密度逐渐降低，病变呈散在、大小不一和分布不规则的斑片状阴影。实变可以完全吸收或者仅残留少许条索状阴影。可遗留有增厚的叶间胸膜影。少数病例可因长期不吸收而演变为机化性肺炎。

【影像鉴别】

与干酪性肺炎、肺不张及肺硬变鉴别。中叶大叶性肺炎可误诊为中叶肺不张；下叶大叶性肺炎可误诊为胸膜炎。

【特别提示】

大叶性肺炎是细菌性肺炎中最常见的一种。本病多见于青壮年，好发于冬春两季，多数发病前有受凉、过度劳累或上呼吸道感染。起病急，寒战高热，胸痛，咳较黏稠痰或为典型铁锈色痰。典型的病理改变可分为 4 期：充血期、红色肝样变期、灰色肝样变期和消散期。

二、支气管肺炎

【X 线表现】

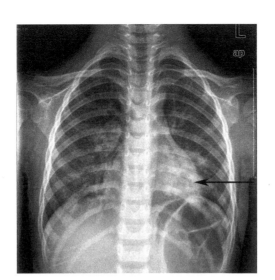

图 2-3-2　双肺纹理增多、增粗且较模糊。两肺中下野内中带可见沿肺纹理
分布的斑点状或斑片状密度增高影，边缘较淡且模糊不清

（1）双肺纹理增多、增粗且较模糊。

（2）双肺中下野内中带可见沿肺纹理分布的斑点状或斑片状密度增高影，边缘较淡且模糊不清，病变可融合成片状或大片状。

（3）支气管炎性阻塞在病变区内可见三角形肺不张的致密影，相邻肺野有代偿性肺气肿。

【特别提示】

支气管肺炎又称小叶性肺炎，为细菌性炎症。多见于婴幼儿、老年人和极度衰弱的病人，或为手术后以及长期卧床病人。

三、间质性肺炎

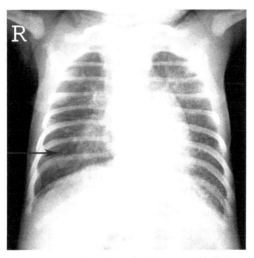

图 2-3-3　双肺纹理增多，呈纤细条纹状密度增高影，边缘模糊，局部呈网格状改变

【X 线表现】

（1）好发于两肺胸膜下区及肺下野。

（2）支气管、血管周围的间质炎症呈纤细条纹状密度增高影，边缘清晰或略模糊，可数

条互相交错或两条平行。

(3) 位于终末细支气管以下的肺间质病变表现为短条状、相互交织成网状的密度增高影，其内可见小结节状密度增高影。肺尖及两肺外带常不受累及。

【影像鉴别】

需与胶原血管病、石棉肺、过敏性肺炎、结节病鉴别。

四、肺脓肿

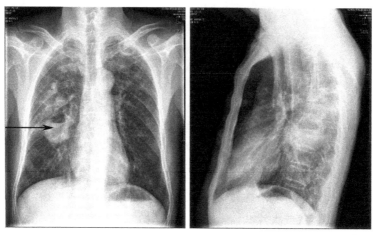

图 2-3-4　右肺中野内带及左肺尖均见卵圆形致密影，边缘模糊，其上部可见空洞影，
空洞内壁光整，并可见液平面。双肺中上野可见散在纤维索条，边缘清楚

【X 线表现】

(1) 急性化脓性炎症阶段，呈大片状的致密阴影，密度较均匀，边缘模糊。

(2) 炎症进一步发展，实变中心肺组织坏死、液化，排出后形成空洞，表现为致密的实变区中有透光区出现，空洞内壁光滑或高低不平，可见液气平面。也可有多房性空洞，立位胸片示多个高低不一的液气平面。

(3) 病变好转，肺脓肿空洞内容物及液平逐渐减少、消失。肺脓肿痊愈后可以不留痕迹，或留有少量的纤维条索影。

(4) 急性期可伴有少量胸腔积液或肺脓肿邻近胸膜增厚。

(5) 血源性肺脓肿，多为两肺多发性结节状或片状密度增高影，边缘模糊。其内液化坏死呈低密度，或出现空洞，可并发胸膜病变。

【影像鉴别】

(1) 在肺脓肿形成空洞之前需与大叶性肺炎进行鉴别。

(2) 慢性肺脓肿形态不规则，洞壁较厚，应注意与肺结核空洞、肺癌空洞鉴别。结核空洞内多无液气平面，周围常有卫星病灶，同侧和（或）对侧伴有结核灶。肺癌空洞壁厚薄不均，内壁凹凸不平，可见结节状影，外缘可呈分叶状，常可见毛刺。

【特别提示】

肺脓肿是化脓性细菌感染引起肺组织炎性液化坏死、脓腔形成的一种肺部疾病。按病程及病变演变的不同而分为急性肺脓肿与慢性肺脓肿。根据病因不同可分为吸入性、血源性和继发性三种类型。吸入性为是最常见的感染途径。血源性肺脓肿见于各种原因引起的菌血症，病变常为多发、散在分布，伴空洞形成。急性肺脓肿发病急剧，有高热、寒战、咳嗽、胸痛、咳大量脓痰等症状。

五、病毒性肺炎

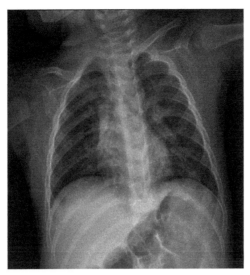

图 2-3-5 内带肺纹理增多，呈纤细条状自肺门向外围扩散，之间散在小点状阴影

【X 线表现】

（1）多表现为间质性肺炎，肺纹理增多，纤细条状间质改变，自肺门向外围扩散，可以交织成网，纹理和网状阴影之间散在小点状阴影，病变广泛，常为双侧性，可累及多个肺叶。有时于肺门周围和两肺内带尚可见淡薄模糊之斑片影。

（2）支气管炎，双肺纹理增多、毛糙，以两肺中内带明显。局限性肺泡性实变，密度均匀，呈单侧或双侧分布，以下肺野多见，病变进展时发展为两肺弥漫性病变。

（3）部分肺炎出现肺内实变，小病灶以两下肺内带最多见，融合病变多见于右上肺及两下肺，中等致密而均匀的大病灶以左中下肺野多见。

（4）胸腔积液，多为单或双侧少量积液，出现于病之极期，随病变吸收而消退。

【影像鉴别】

需要与细菌性肺炎、支原体肺炎等鉴别。细菌性肺炎，为叶或段的实变影，病变较为局限，多为一段或一叶病变，很少双肺或弥漫性。支原体肺炎为间质性肺炎，与部分病毒性肺炎鉴别困难。

【特别提示】

病毒性肺炎影像表现复杂，常见的病毒包括腺病毒、合胞病毒、流感病毒、巨细胞病毒等，主要是间质性肺炎改变为主，形态各样，当病毒侵入细支气管引起细支气管炎，可形成典型的细支气管炎影像，感染可波及肺间质及肺泡形成肺炎。

第 4 节　肺结核

一、原发型肺结核

【X 线表现】

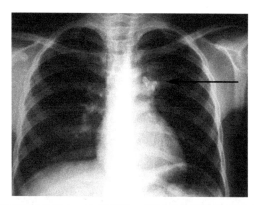

图 2-4-1　左肺门影明显增大，边缘模糊，可见多条线状致密影向肺野外带延伸

（1）原发病灶：常无阳性改变。如果发生明显的感染，常表现为气腔实变阴影。

（2）肺门或纵隔肿大淋巴结：尤其好发于右侧气管旁区，表现为突出于正常组织的肿块影。

（3）淋巴管炎：自原发病灶引向肿大淋巴结的一条或数条较模糊的条索状密度增高影。

（4）典型的原发综合征显示原发病灶、淋巴管炎与肿大的肺门淋巴结连接在一起，形成哑铃状。

【特别提示】

原发型肺结核是指机体初次感染结核菌所引起的肺结核病。最常见于儿童，少数可见于青年。原发型肺结核可发生胸腔积液，常仅表现为胸腔积液而无肺实质病变，这是典型的原发型肺结核胸膜感染表现。

【影像鉴别】

需要与纵隔淋巴结转移瘤、淋巴瘤、结节病鉴别。

二、血行播散型肺结核

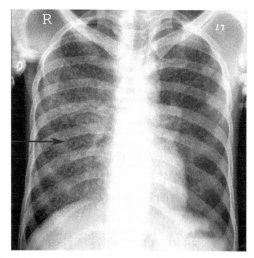

图 2-4-2　双肺散在大小相同，密度均匀，分布均匀的粟粒状影，边缘清楚

【X线表现】

（1）急性血行播散型肺结核：又称急性粟粒型肺结核。双肺广泛、均匀分布、粟粒大小

的结节状密度增高影。其特点为病灶分布均匀、大小均匀和密度均匀，即所谓"三均匀"。粟粒样致密阴影直径 1～2mm，呈圆形或椭圆形，境界较为清楚。两肺野可呈磨玻璃样改变，可将肺纹理遮盖，使正常的肺纹理不易辨认。

（2）亚急性或慢性血行播散型肺结核：多发大小不一，密度不一、分布不均的粟粒结节影。两肺上野及中野多于下肺叶。

【影像鉴别】

急性血行播散型肺结核有时需与矽肺及血行粟粒型肺转移鉴别。亚急性或慢性血行播散型肺结核需与肺泡癌、转移瘤及炎症鉴别。

【特别提示】

结核杆菌侵入血液循环后可引起血行播散型肺结核。血行播散型肺结核的结核杆菌可来源于原发病灶、气管支气管结核、纵隔淋巴结结核的破溃和身体内其他脏器的结核病变。大量结核杆菌一次侵入或短期内反复侵入血液循环可引起急性血行播散型肺结核。亚急性或慢性血行播散型肺结核是较少量结核杆菌在较长时间内多次侵入血液循环引起的播散病灶。

三、继发型肺结核

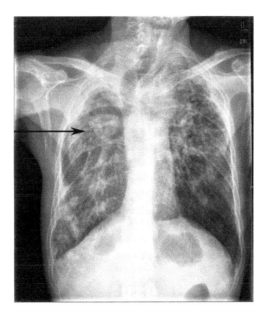

图 2-4-3 双肺中上野见散在纤维索条影，边缘模糊，病变区内见多发大小不等、形态不规则的薄壁空洞影。双肺下野可见斑片状致密影。肺纹理上抬。右侧肋膈角变钝。右侧胸廓上部塌陷，纵隔右移

【X 线表现】

（1）浸润型肺结核：①局限性斑片阴影：见于两肺上叶尖段、后段，其它肺段也可见到高密度影。②大叶性干酪性肺炎：一个肺段或肺叶呈大片致密性实变，中心密度较高，边缘模糊。③增殖性病变：呈斑点状阴影，边缘较清晰，排列成"梅花瓣"或"树芽"状，为结核病的典型表现。④结核球：表现为圆形、椭圆形阴影，直径 0.5～4cm 不等，常为 2～3cm，边缘清晰，轮廓光滑，偶有分叶，密度较高，内部常见斑点、层状或环状钙化。结核球周围常见散在纤维增殖性病灶，称"卫星灶"。⑤结核性空洞：一种影像上表现为多发性，

呈"蜂窝状";另一种为单发性,一般直径在 2cm 以上,壁薄、内壁较光整、无壁结节,周围有卫星病灶,如纤维条索、钙化等。⑥支气管播散病变:沿支气管分布的斑片状阴影,呈腺泡排列,或相互融合成小叶阴影。⑦硬结钙化:病灶呈边缘锐利的高密度影,完全钙化者呈骨样密度的斑片状或小块状影。⑧小叶间隔增厚:表现为索条及网状阴影。

(2)慢性纤维空洞型肺结核属于继发型肺结核晚期类型。①空洞表现为单侧或双侧肺上中部不规则透亮区,空洞壁厚,壁周有大量纤维粘连,可见多支引流支气管与空洞相通,呈索条状轨道状阴影;空洞周围有大片渗出和干酪病变。②病侧肺门上抬,肺纹理呈垂柳状;双肺中下叶透亮度增高。③纵隔变窄,滴状心;肋间隙增宽,膈低平,桶状胸。④病变邻近胸膜增厚粘连,可出现支气管播散灶。

【影像鉴别】

继发型肺结核应与支原体肺炎、过敏性肺炎、大叶性肺炎及支气管肺炎鉴别。表现为球形病灶时需与周围型肺癌和炎性肿块鉴别。表现为肺段肺叶阴影时,需与中央型肺癌及慢性肺炎鉴别。

【特别提示】

继发型肺结核是肺结核中最常见的类型,大多见于成人,多发生在肺尖、锁骨下区及下叶背段。

四、结核性胸膜炎

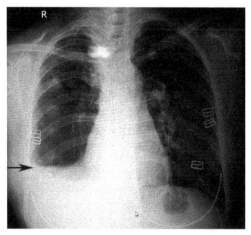

图 2-4-4　双肺见散在类圆形钙化影及索条影,右侧肋膈角消失,上缘呈外高内低弧线影

【X 线表现】

(1)干性胸膜炎:胸膜表面仅有少量纤维素渗出或胸膜增厚粗糙,X 线可无异常发现。胸膜厚度达 2～3mm 时,表现为一片或一层密度增高的阴影,位于胸膜的外围部分,边缘模糊。

(2)渗出性胸膜炎:表现为胸腔积液,积液通常呈游离状态,也可以局限于胸腔的某一部位。病程较长,可见胸膜肥厚、粘连甚至钙化。

【特别提示】

结核性胸膜炎多见于儿童与青少年,可见于原发型或继发型结核。包括结核性干性胸膜炎、结核性渗出性胸膜炎、结核性脓胸。干性胸膜炎指不产生明显渗液或仅有少量纤维渗出的胸膜炎。渗出性胸膜炎可出现胸腔积液，多为单侧，液体一般为浆液性，偶为血性。

【影像鉴别】

结核性胸膜炎所产生的胸水，常见粘连包裹，胸膜呈一致性增厚，斜裂、水平裂等叶间裂同时增厚、无肋骨破坏。癌性胸水，多为肿瘤侵犯胸膜或胸壁所致，胸膜常厚薄不均，多见结节，若侵犯胸壁常见肋骨破坏或胸壁软组织肿块。同时有时伴有纵隔胸膜不规则增厚或心包不规则增厚，同侧肺门及纵隔常见淋巴结肿大。

第5节　肺肿瘤

一、肺错构瘤

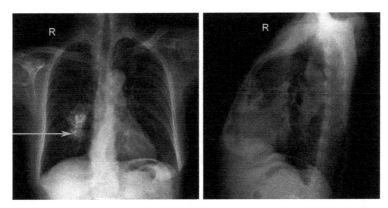

图 2-5-1　右肺中下野内带见不规则形肿块影，其边缘呈爆米花样钙化

【X线表现】

（1）周围型错构瘤：X线表现为肺内的孤立结节，少数为较大的肿块。病变边缘清楚，无明显分叶。部分病变内有钙化，典型的钙化呈爆米花样。

（2）中央型错构瘤：引起阻塞性肺炎表现为斑片状模糊阴影，引起阻塞性肺不张表现为肺叶肺段的实变，体积缩小。

【影像鉴别】

需要与周围型肺癌、肺转移瘤、软骨瘤等鉴别。

【特别提示】

肺错构瘤是上皮-间叶来源肿瘤，根据发生的部位，错构瘤可分为周围型及中央型。位于肺段以下支气管和肺内的错构瘤称为周围型错构瘤。发生在肺段和肺段以上支气管内者称为中央型错构瘤。周围型错构瘤较多见。

二、肺癌

（一）中央型肺癌

【X线表现】

（1）早期，可无异常表现，或可见因支气管阻塞引起的肺气肿或炎症。

（2）进展期癌，直接征象为肺门肿块阴影，表现为肿块位于一侧肺门，突向肺野，边缘清楚或不清楚，可有分叶。支气管阻塞征象包括：①阻塞性肺气肿：表现为肺叶体积增大，

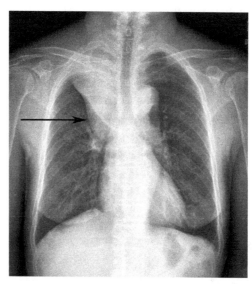

图 2-5-2　右肺门上部见软组织肿块影，右肺上叶支气管未见显示，右肺上叶体积缩小，
密度增高，水平裂弧形上移，下缘与肿块形成横"S"形

透明度增加，肺纹理稀疏，纵隔、横膈及叶间裂推压移位。②阻塞性支气管扩张；引起一个肺叶或肺段范围内的带状及条状阴影，当呈手套状密度增高影时称为"手套征"。③阻塞性肺炎：为局限性斑片状阴影或肺段、肺叶实变阴影。特点为不易吸收，或吸收后短期复发。④支气管完全阻塞时发生肺不张，可发生于一个肺段、肺叶或一侧肺。表现为肺组织体积缩小、密度增高，肺门、纵隔、横膈及叶间裂等周围结构向病变移位。

（3）右上叶中央型肺癌合并肺不张时，其凹面向下的下缘与肺门肿块下凸的下缘相连，形成反置的或横置的"S"状。

【影像鉴别】

（1）中央型肺癌的阻塞性肺炎在胸部 X 线片上有时易误诊为肺炎或继发性肺结核。

（2）中央型肺癌引起的肺不张应与结核及慢性肺炎的肺叶实变区别。结核性肺不张内有含气支气管像，并常见支气管扩张，有钙化，周围有卫星灶。结核、肺炎所致肺不张均无肺门肿块，支气道通畅。

【特别提示】

根据肿瘤的发生部位，肺癌分为中央型肺癌（发生于肺段或肺段以上支气管的肺癌）、周围型肺癌和弥漫性肺癌。根据肿瘤生长方式分为管内型、管壁型和管外型。支气管肺癌的主要临床表现为咯血、刺激性咳嗽和胸痛。

（二）周围型肺癌

【X 线表现】

（1）早期，可无异常发现，或表现为肺内小于 2cm 的结节阴影，可见分叶征，毛刺证，胸膜凹陷征，结节阴影内可有小的透光区，称为空泡征或小泡征。

（2）进展期，肺癌肿块较大，直径多在 3cm 以上。特点：①肿瘤密度可均匀或不均匀，较大的肿瘤内部可见空洞，表现为偏心厚壁空洞，内缘不平整，可形成壁结节。②多数肺癌的边缘呈分叶征。肿瘤的肺门侧的凹陷称为脐凹征或脐样切迹。多数肿瘤的边缘毛糙，有短细毛刺。③肿瘤侵犯支气管引起阻塞性肺炎，表现为在肿瘤周围的斑片状阴影。④肺内转移

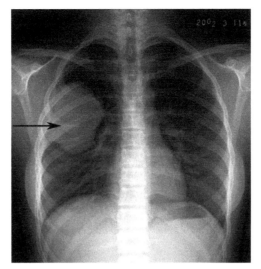

图 2-5-3 右肺中野外带见卵圆形肿块影，呈分叶状，边缘清楚，密度均匀

表现为肺内多发结节阴影，或弥漫性粟粒结节阴影。癌性淋巴管炎为局部的网状及小结节状阴影。肺门和纵隔淋巴结肿大、胸腔积液、胸膜结节及心包积液等。

【影像鉴别】

（1）结核球：特点为边缘光滑清楚、无分叶或分叶较浅，可有点状或斑片状钙化及卫星灶。周围型肺癌的特点是有空泡征、边缘毛糙、分叶征、周围血管集中和胸膜凹陷等。

（2）错构瘤：边缘光滑清楚，有浅分叶或无分叶，病变内有脂肪及钙化。

三、肺转移瘤

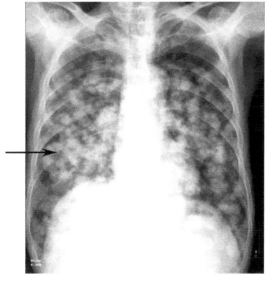

图 2-5-4 双肺散在分布大小不等类圆形结节及肿块影，病变边缘清楚，密度均匀

【X 线表现】

（1）血行转移：典型表现为两肺多发大小不等结节及肿块阴影，病变边缘清楚，密度均匀，以两肺中、下肺野常见。大小从粟粒结节到 10cm 不等。较大的肿块内可有空洞，也可

表现为单发的结节和肿块。

（2）淋巴道转移：多见于两肺中、下肺野，表现为网状及多发细小结节阴影。

（3）纵隔、胸膜、胸壁病变直接侵犯肺内，表现为原发肿瘤邻近的肺内肿块。

【影像鉴别】

肺转移瘤需与肺结核、肺炎、真菌病、胶原病、尘肺、结节病等鉴别。

【特别提示】

小结节及粟粒病变多见于甲状腺癌、肝癌、胰腺癌及绒毛膜上皮癌的转移；多发及单发的较大结节及肿块见于肾癌、结肠癌、骨肉瘤及精原细胞瘤等的转移。成骨肉瘤的肺转移可有钙化。

第6节　胸膜病变

一、胸膜积液

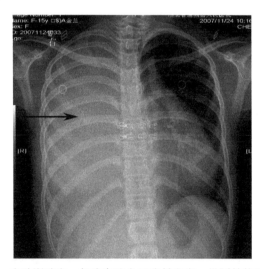

图 2-6-1　右肺野致密，仅残存肺尖区略低密度，纵隔结构明显左移，
右侧肋间隙增宽。左肺代偿性气肿

【X 线表现】

（1）少量积液；首先积聚于位置较低的后肋膈角，站立后前位检查难以发现。液量达 250ml 左右，于站立后前位检查仅见肋膈角变钝。随液量增加，其上缘在第 4 肋前端以下，呈外高内低的弧形凹面。

（2）中量积液：积液上缘在第 4 肋前端和第 2 肋前端平面之间。液体上缘呈外高内低边缘模糊的弧线状，为胸腔积液的典型 X 线表现。

（3）大量积液：积液上缘在第 2 前肋前端以上，患侧肺野呈均匀致密影，有时仅见肺尖部透明。可见肋间隙增宽，横膈下降，纵隔向健侧移位。

【影像鉴别】

轻微的胸膜粘连：少量积液时透视可见液体随呼吸及体位的变化而移动，轻微的胸膜粘连不会发生位置变动，且膈肌运动多轻度受限。

【特别提示】

积液积聚于胸腔某一个局部成为局限性胸腔积液。其中以包裹性积液比较多见，常见于结核。积液局限于水平裂或斜裂的叶间裂内称为叶间积液。积液位于肺底与横膈之间的胸膜腔称为肺下积液。

二、气胸和液气胸

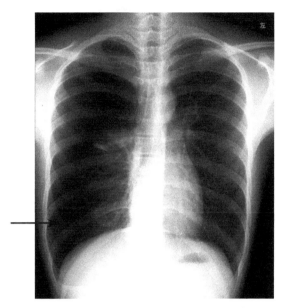

图 2-6-2　右侧肺野中外带见弧状无肺纹理的透亮区，内缘可见压缩肺组织
边缘。右侧肋间隙增宽，膈肌下降，纵隔左移

【X 线表现】

（1）少量气胸：首先自外围将肺向肺门方向压缩，气胸区呈线状或带状无肺纹理区，可见被压缩肺的边缘。

（2）大量气胸：气胸区可占据肺野的中外带，内带为压缩的肺，呈密度均匀软组织影。同侧肋间隙增宽，膈肌下降，纵隔向健侧移位，对侧代偿性肺气肿。

（3）胸膜腔内液体与气体同时存在称为液气胸，立位 X 线检查时可见横贯胸腔的气液平面。

【特别提示】

空气进入胸腔的原因是脏层或壁层胸膜破裂。临床上我们常见的是肺气肿引起的自发性气胸和外伤引起的血气胸，其他疾病引起的气胸则相对少见，如肺癌、肺结核等。

三、胸膜肥厚粘连和钙化

【X 线表现】

（1）轻度局限性胸膜增厚粘连：多发生在肋膈角区，表现为肋膈角变浅、变平。

（2）广泛胸膜增厚粘连：肺野密度增高，沿肺野外侧及后侧可见带状密度增高影，肋膈角消失，膈肌抬高，运动减弱或不动；纵隔可向患侧移位；患侧胸廓塌陷，肋间隙变窄。

（3）胸膜钙化：表现为肺野边缘片状、点状及条状高密度阴影，可见于胸膜炎、脓胸、出血机化、尘肺等。

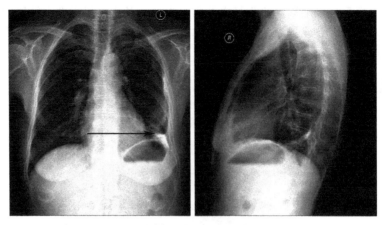

图 2-6-3　左侧胸壁下部及左侧肋膈角区见条片状高密度钙化影，边缘清楚，
邻近肋间隙变窄，左侧肋膈角变钝

（4）包裹性胸膜炎：胸膜钙化可呈弧线形或不规则环形。

【特别提示】

胸膜粘连常与胸膜肥厚同时发生，广泛的粘连导致胸廓塌陷或肺被牵拉，并影响呼吸功能。胸膜钙化是陈旧胸膜肥厚的表现，多呈点状、带状或块状的极高密度影。钙化多见于结核性胸膜炎、也见于脓胸及胸腔出血后机化。

四、胸膜间皮瘤

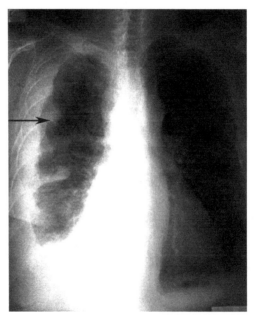

图 2-6-4　右侧胸廓胸膜广泛增厚，见不规则结节，周围肋骨无破坏

【X 线表现】

（1）局限型：X 线平片难以显示小的病灶，有时仅可见胸腔积液。病变较大时可以显示突入肺野的结节，呼吸时随肋骨运动。

（2）弥漫型：表现为胸膜较广泛的结节状或不规则状增厚，伴胸腔积液。

【影像鉴别】

胸膜间皮瘤需与其他胸膜病变及肺外围病变鉴别，与肉瘤、淋巴瘤、转移瘤较难区别。必要时需行胸膜活检确诊。

【特别提示】

胸膜间皮瘤系胸膜原发性肿瘤，是一种少见肿瘤，起源于胸膜的间皮细胞与纤维细胞。其发病与石棉的关系已被证实，长期接触石棉的人比一般人的发病率高 100～300 倍，从接触石棉到发现间皮瘤长达 20～40 年。临床上分为弥漫型及局限型。弥漫型绝大多数是恶性。

五、胸膜转移瘤

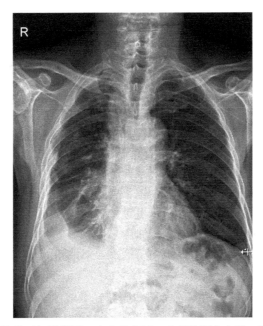

图 2-6-5　右侧胸膜不规则增厚，病变较广泛，右侧肋膈角变钝，提示伴胸腔积液

【X 线表现】

可出现胸膜不规则结节样或斑片样增厚，部分出现弥漫性增厚，若胸腔积液量多，病变较小的转移病灶可被掩盖。可抽吸积液后再行 X 线检查。

【特别提示】

胸膜转移瘤主要见于肺癌、乳腺癌、胃肠道肿瘤及卵巢肿瘤转移。病理为胸膜散在多发转移性结节，多伴有胸腔积液（血性）。结合病史，或进一步根据胸水细胞学检查或胸膜活检可确定此病。

第 7 节　肺血液循环障碍性疾病

一、肺水肿

【X 线表现】

1. 间质性肺水肿

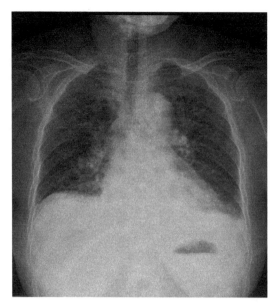

图 2-7-1 间质性肺水肿：肺纹理普遍增多、模糊，肺门阴影重、
结构不清楚，右肺下野可见团絮状边界模糊片状影

（1）肺纹理普遍增多、模糊，上肺血管直径大于等于下肺血管，肺门阴影重、结构不清晰。支气管增厚并模糊，其轴位投影呈厚壁环形即支气管"袖口征"。

（2）间隔线影，如 Kerley A、Kerley B、Kerley C 线，其中以 Kerley B 线最常见，于下肺野前部周缘部多见。Kerley B 线短直，长 1～2cm，垂直于胸膜并与之相连，为小叶间隔水肿增厚的阴影。Kerley C 线位于双肺下野，呈网状，为 Kerley B 线之重叠影像。Kerley A 线比较少见，位于双肺上野，自内向外直线或浅弧形走行，长 2～4cm，厚约 1mm，是肺深部静脉、淋巴管周围积液所致。

（3）胸膜下积液，表现为叶间胸膜及肋胸膜的轻微增厚。

2. 肺泡性肺水肿

（1）中央型肺水肿：最为常见，正位片上肺内病变投影于两肺中内带，向外阴影渐淡薄减少，外带可正常。蝶翼征虽为急性肺泡性水肿的典型表现，其特征为片状阴影对称性分布于中内带。

（2）弥漫型肺水肿：肺内病变扩展至内、中、外三带，甚至全肺野呈白肺样改变。部分病例则呈弥漫无规律分布的团絮状模糊影、片状影。

（3）单侧或不对称性肺水肿：比较少见，病变迁徙。

【特别提示】

肺水肿为肺血管与肺间质间通过毛细血管壁的液体交换失去动态平衡，液体过多地进入血管外间隙，使肺间质和肺泡腔内液量蓄积引起的病理征象。常见病因为心力衰竭等心源性肺水肿，严重感染、吸入毒气和休克等非心源性肺水肿，以及低蛋白血症等。结合临床病史及 X 线表现，一般能诊断明确。

二、肺淤血

【X 线表现】

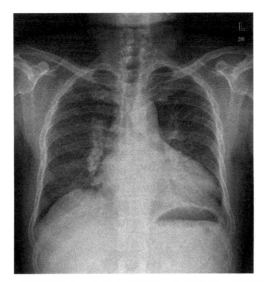

图 2-7-2　肺门影增大，上肺血管增粗，纹理增多，心影明显增大

肺门影增大、模糊，肺纹理模糊呈条纹状，以中下肺野为著，有时呈网状或圆点状。

【特别提示】

肺淤血属于肺多血，肺静脉回流受阻，使血液留在静脉系统，肺透亮度降低，肺淤血严重时，出现间质性肺水肿。

第8节　纵隔疾病

一、胸腺上皮性肿瘤

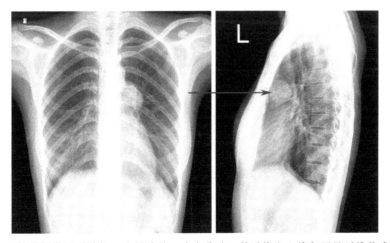

图 2-8-1　左前纵隔类圆形肿物，边界清楚，略有分叶，其后缘和上缘似可见弧线状或条形钙化

【X 线表现】

（1）病变较小时可无阳性发现；病变较大者后前位 X 线胸片可见纵隔增宽，侧位可见前纵隔内边界清楚的肿块影。

（2）若病变呈囊性则可见病变上窄下宽（液体重力作用），透视检查可见病变形态随呼吸有一定程度改变。

【特别提示】

胸腺上皮性肿瘤是前纵隔最常见的原发肿瘤，起源于胸腺上皮细胞。

二、畸胎类肿瘤

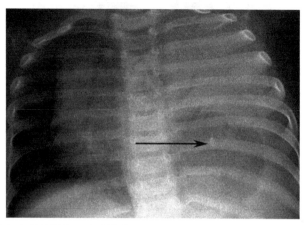

图 2-8-2　左侧胸腔密度明显增高，左肺野内下近心影区见类圆形低密度影，其内可见点状高密度

【X 线表现】

（1）肿瘤多位于前纵隔，特别是心脏与大血管交界的前、中纵隔处，左侧多于右侧。肿瘤常呈类圆形，可有轻度分叶，大小不等。

（2）肿瘤继发感染后周围粘连而呈锯齿状，或形成毛刺。

（3）其内若发现脂肪影，可协助诊断。

【特别提示】

前纵隔是畸胎瘤的典型发病部位。位于前纵隔的肿块，含有脂肪成分、钙化和软组织是畸胎瘤的特点。20%的纵隔畸胎瘤是恶性的，因此，纵隔畸胎瘤通常需要手术切除。

【影像鉴别】

需要与淋巴瘤、胸腺瘤、畸胎瘤、胸腺脂肪瘤鉴别。

三、淋巴瘤

【X 线表现】

后前位片主要表现为纵隔影增宽，以上纵隔为主，边缘清楚，呈锯齿状。侧位胸片可见肿块，但边缘欠清楚或者较清楚，部分可见融合改变。

【影像鉴别】

（1）淋巴结结核：中央常有坏死，增强多呈环状强化，可有钙化。

（2）淋巴结转移：常有原发病灶，多由肺癌引起；转移瘤多呈中等度强化，早期多无融合趋势。

（3）胸腺瘤：位置局限于胸腺区，单发，实性者密度较均匀，可完全囊变，强化程度不一。

【特别提示】

淋巴瘤是全身恶性肿瘤。起源于淋巴结或结外淋巴组织。病理上分霍奇金病和非霍奇金

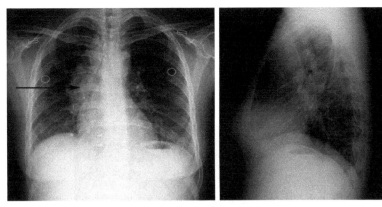

图 2-8-3　正位右侧中纵隔明显增宽，纵隔右侧缘凹凸不平，侧位片，
病变位于中纵隔肺门区，呈多发类圆形肿块影

淋巴瘤。临床以霍奇金病多见，并以侵犯淋巴结为主，常从颈部淋巴结开始，向邻近淋巴结扩散，多见于青年。临床症状主要为发热和浅表淋巴结肿大。淋巴瘤经放疗可于短期内缩小或完全消退。

四、神经源性肿瘤

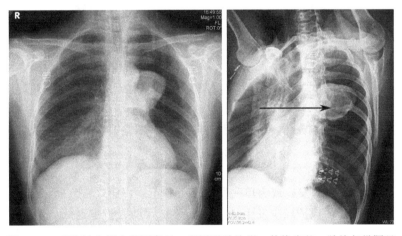

图 2-8-4　正位示左侧中纵隔旁见一卵圆形肿块影，外缘光整，肿块与纵隔呈
钝角。斜位见肿块后缘重叠于脊柱椎间孔，后下缘可见条弧状钙化。左
上肺野见豆状、斑点状高密度影

【X 线表现】
肿瘤多位于脊柱旁，呈类圆形或哑铃状。呈哑铃状者一端位于椎管内，另一端通过椎间孔生长于脊椎旁，椎间孔扩大。邻近骨质有吸收或破坏。

【影像鉴别】
需要与椎旁脓肿、畸胎瘤、食管和支气管囊肿、后纵隔恶性肿瘤鉴别。

【特别提示】
后纵隔神经源性肿瘤主要分交感神经源与周围神经源两大类，其中节细胞神经瘤是交感系统最常见的肿瘤，节神经母细胞瘤和交感神经母细胞瘤属恶性肿瘤，较少见。周围神经源肿瘤有神经鞘瘤、神经纤维瘤和恶性神经鞘瘤。

第9节　胸部外伤

一、肋骨骨折

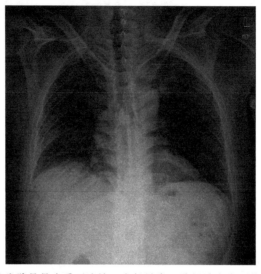

图 2-9-1　右侧多发肋骨骨皮质不连续、走行异常，肋间隙宽度不均，断端上下错位

【X线表现】

（1）完全性骨折：可以观察到肋骨骨皮质不连续，可以观察到骨折线，断端有或无错位、嵌插、成角等。

（2）不完全骨折：不容易观察，肋骨骨皮质断裂、凹陷或隆起，有（无）局限性胸膜反应及邻近软组织肿胀、水肿。

【特别提示】

肋骨骨折可以单发或多发，或为单一肋骨多处骨折。以第3～10肋多见，尤其是腋部及背部。第2肋由于锁骨的保护较少发生骨折，11～12浮肋骨折率也低。骨折多并发液气胸，亦可发现其继发征象，如皮下及纵隔气肿。多肋骨多处骨折时易引起胸廓塌陷。拍胸片时应注意用长时间、低千伏投照，照膈下肋骨加用滤线器，一般可诊断明确。

二、肺挫裂伤

【X线表现】

（1）肺挫伤：表现为受伤肺野内局限性或弥漫性肺纹理增多、粗细不一的边缘模糊的条片影，其间加杂斑点、斑片状渗出影，部分可出现实变影。

（2）肺撕裂伤：开始表现为大片实变影，之后其中央呈束状空腔，腔壁可光滑或不规则状，其内可见出血液平面。肺内出现高密度肿块影，为出血血肿，边界清楚，可有分叶，密度不均。

【特别提示】

肺挫裂伤一般见于严重胸部外伤患者，多见于下肺，结合病史，多可诊断。

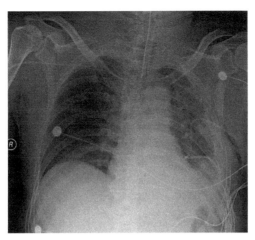

图 2-9-2　左肺肺纹理明显增多，轮廓模糊，伴斑片状模糊阴影，左肺中下野为著，
　　　　　左侧皮下可见气体影，提示软组织气肿

（冯奇星　张成周）

第3章
循环系统

第1节 先天性心脏病

一、房间隔缺损（ASD）

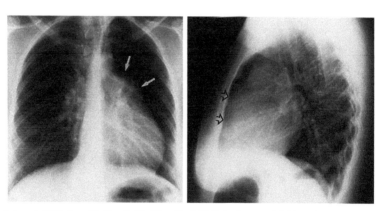

图 3-1-1　心影增大，呈"二尖瓣型"，肺动脉段突出，心尖圆钝上翘，右心室增大，
肺纹理增多，肺门血管增粗

【X 线表现】

（1）心型：呈"二尖瓣型心"，肺动脉段突出。

（2）心影：右心房影增大。右前斜位片显示心前缘下部右室段膨隆，心膈接触面增大，心前间隙缩小；食管未见受压移位。左侧位片显示心前缘前凸，以肺动脉圆锥部为著；心后间隙无变窄。

（3）肺血：双肺血管纹理增多、增粗。

（4）肺门血管：双侧肺门增大、3/4 者有肺门舞蹈。

（5）主动脉：60% 者主动脉结偏小。若增大则为 ASD 的反指征。

【影像鉴别】

原发性肺动脉高压：X 线检查亦可发现肺动脉主干弧形凸出，肺门血管影增粗，右心室和右心房增大；但肺野不充血或反而清晰，可资鉴别。右心导管检查可发现肺动脉压明显增高而无左向右分流的证据。

【特别提示】

房间隔缺损居先天性心脏病发病率第 2 位，临床表现为活动后呼吸困难、反复呼吸道感染及心力衰竭等。听诊于胸骨左缘第 2～3 肋间可闻及 Ⅱ～Ⅲ 级收缩期吹风样杂音，肺动脉瓣区第 2 心音固定分裂。

二、室间隔缺损

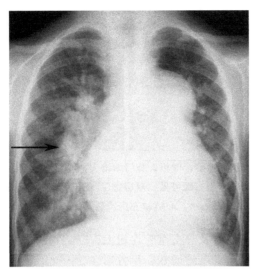

图 3-1-2　双肺血管纹理增多，增粗明显，肺门影增大。心影增大，呈"二尖瓣型"。

肺动脉段凸出明显，右下肺动脉干增粗，主动脉结小。心尖圆隆，心膈面增宽

【X 线表现】

（1）心型：心影增大，呈"二尖瓣型"，肺动脉段突出。

（2）心影：右前斜位片显示心前缘突起，心前间隙明显缩小，食管未见受压移位。左侧位片显示心右缘下段明显向后膨隆，心后间隙变窄。

（3）肺血：双肺血管纹理增多、增粗，肺门影增大

（4）肺动脉高压：室间隔缺损伴肺动脉高压。

（5）右室压等于或大于左室压出现右向左分流：右心室增大明显；肺动脉段突出，肺门血管粗大；周围血管小，肺野变清晰；右心房增大；最终为右心衰竭。

【影像鉴别】

肺动脉口狭窄：X 线检查示肺循环不充血，肺纹理稀少，右心导管检查可发现右心室与肺动脉间的收缩期压力阶差，而无左至右的分流表现。

【特别提示】

室间隔缺损是最常见的先天性心脏病之一，根据缺损的部位，可分为 3 类：膜周部、漏斗部及肌部。本病常见症状为心慌气短、活动受限、易患呼吸道感染。听诊于胸骨左缘 3～4 肋间可闻及收缩期杂音。

三、动脉导管未闭

【X 线表现】

（1）心型：二尖瓣型，主动脉结突出，肺动脉段突出明显。

（2）心影：心尖部向左下延伸；心右缘可见"双房影"。右前斜位片显示心后缘左房段后移，食管中段受压，心后间隙缩小。侧位片显示心前缘与胸骨接触面延长，心前间隙缩小。

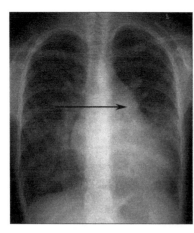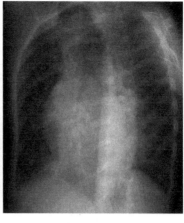

图 3-1-3　双肺血管纹理增多，增粗，肺门影增大，心影中度增大，肺动脉段凸出，
心尖部向左下延伸。心右缘可见"双房影"。侧位心前缘与胸骨接触面延长，
心前间隙缩小。心后缘左房段后移，心后间隙缩小

（3）肺血：增多、肺门血管及分支血管均粗大。

（4）大血管：90％者的主动脉结增宽，呈方形。

（5）漏斗征：主动脉弓降部呈漏斗状的膨出，降主动脉在与肺动脉交界处明显内收。

【影像鉴别】

室上嵴上型心室间隔缺损：普通 X 线片鉴别较困难，较可靠的方法是左心室或逆行性
主动脉造影。

【特别提示】

出生 15～20h 后动脉导管功能性关闭并退化为韧带，持续不闭者则形成动脉导管未闭。
可分为 3 个类型：圆柱型（管型），漏斗型，窗型。可单发，也可与其他先天性心脏病并存。
少量分流时患者可无症状；重症者可出现活动后心悸、气短。听诊于胸骨左缘 2～3 肋间可
闻及连续性机器样杂音。

四、肺动脉狭窄

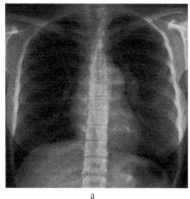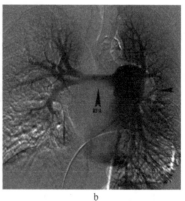

a　　　　　　　　　　　　　b

图 3-1-4　a.胸部正位片：显示肺野清晰，右侧肺纹理减少，左侧肺门增大，
纹理增多，右心室扩大，右心房亦扩大，肺动脉段明显凸出。b.肺动脉造影：
显示右肺动脉干明显狭窄，右肺血较左肺明显减少

【X线表现】

（1）轻型病例无异常发现。

（2）中、重度狭窄：肺血管影稀少，肺野清晰。心影增大，心胸比率0.60，肺动脉段可见"靠背椅征"，心尖部圆隆上翘，主动脉形态大小正常。右前斜位片显示食管左房段未受压。侧位片显示心前间隙变窄，心后间隙无变窄。

（3）瓣膜型狭窄有肺动脉干凸出，漏斗部狭窄和混合型狭窄有肺动脉段凹陷。

【影像鉴别】

室间隔缺损有肺充血、肺门血管粗，而肺动脉狭窄X线检查示肺循环不充血，肺纹理稀少。

【特别提示】

肺动脉狭窄发病率占先天性心脏病总数的10％～20％。按狭窄部位的不同，可将其分为肺动脉瓣狭窄、漏斗部狭窄和肺动脉分支狭窄，其中以肺动脉瓣狭窄最常见。胸骨左缘搏动较强，肺动脉瓣区可触及收缩期震颤，并可闻及响亮的喷射性全收缩期杂音，向颈部传导。

五、法洛四联症

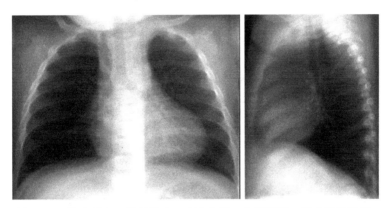

图3-1-5　肺血减少，肺门缩小，心尖上翘，心腰凹陷，升主动脉增宽，
向前右移位，使心影呈"靴形"

【X线表现】

（1）心型："靴形"心，主动脉结增宽，心腰凹陷，心尖圆隆上翘。

（2）心影：轻度增大占3/4，右心室增大为主；1/3者右心房增大，上腔静脉增宽。

（3）肺血：肺血减少，侧支循环在下肺野形成细网状影。

（4）大血管：升主动脉增宽、右移；1/3者为右位主动脉弓。

【影像鉴别】

大动脉错位：出生后即出现发绀，大血管蒂变窄，心脏较大和肺部血管增多或减少。

【特别提示】

法洛四联症包括4种畸形：肺动脉狭窄、室间隔缺损、主动脉骑跨及右室肥厚。主要畸形为肺动脉狭窄和室间隔缺损。患儿多于生后4～6个月出现杵状指（趾），口唇发绀，喜蹲踞，重度缺血者可发生缺氧性晕厥。听诊于胸骨左缘2～4肋间可闻及收缩期杂音，肺动脉第二音减弱甚至消失。

第 2 节　后天性心脏病

一、风湿性心脏病

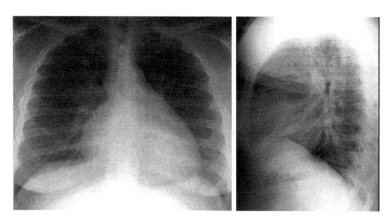

图 3-2-1　双肺淤血，上肺静脉增宽，心脏呈"二尖瓣"型，中等增大，心胸比值 0.60。
心右缘可见"双边影"。侧位像，心前缘右室段膨隆，右心室与胸骨后接触面
增大。膈面光整，肋膈角锐利

【X 线表现】

（1）心型：二尖瓣型、肺动脉段突出。

（2）心影：中度以上的增大，左心房、右心室增大，左心房增大确定二尖瓣狭窄存在，右心室增大判断狭窄程度。

（3）肺血：肺淤血、肺静脉高压。

（4）大血管：主动脉结偏小。

【影像鉴别】

左心房黏液瘤：临床表现及心脏体征与风湿性二尖瓣狭窄极为相似，X 线平片显示价值不大，需要结合超声或者心脏造影检查。

【特别提示】

风湿性心脏病是风湿性心瓣膜炎的后遗病变。各瓣膜均可受累，以二尖瓣最为常见，主动脉瓣次之。但病人可无明显症状，或仅轻度活动后心悸、气短。一旦失代偿则症状加重，出现活动受限以及出现心力衰竭表现。

二、肺源性心脏病

【X 线表现】

（1）胸部病变改变：两肺纹理增多、增粗、紊乱、模糊，上肺纹理比下肺纹理增多、增粗；两肺野透亮度增高，见网状及小点状密度增高影，以两下肺明显。

（2）肺血管改变：右下肺动脉扩张，其横径≥15mm，右下肺动脉干横径与气管比值＞1.07，后前位肺动脉段凸度＞3mm，中心肺动脉段扩张而外周分支纤细。

（3）心脏改变：心影呈二尖瓣型，右心室轻度增大，左心尖部稍圆隆、上翘，肺动脉段隆突，心胸比率约 0.52；纵隔居中；胸廓近似桶状，肋骨呈水平走向。

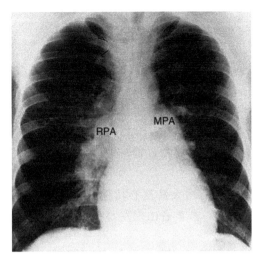

图 3-2-2　双肺透亮度尚可，肺纹理增粗紊乱，右侧锁骨下区见少许
结节硬化及纤维条索影。纵隔居中。心脏横径不大，肺动脉段突出，
右下肺动脉增宽，心尖圆钝

【影像鉴别】

高血压性心脏病：肺心病的肺部改变明显、肺动脉段突出，与高血压心脏病的主动脉增粗、心脏呈主动脉型区别较显著，较容易鉴别。

【特别提示】

临床表现主要有咳嗽、咳痰、气短、心悸等。主要表现为肺气肿和慢性支气管炎的体征。肺动脉瓣区第 2 心音亢进，心前区搏动增强，颈静脉怒张，肝肿大有压痛，可闻及三尖瓣收缩期杂音，下肢水肿等，口唇常有发绀及鼻翼扇动表现。

三、高血压心脏病

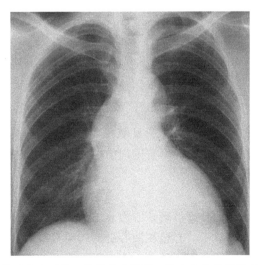

图 3-2-3　双肺透亮度正常，肺纹理略增强，肺内未见实质病变。纵隔居中，
心影轻度增大，呈"主动脉型"。主动脉结增宽、迂曲，左室段上部
圆隆。膈面光整，肋膈角锐利

【X线表现】

（1）单纯的左室心肌肥厚（高血压程度不重或病程较短）：X线可仅表现为左室圆隆或隆凸，亦可无明显异常。

（2）血压增高较著、病程较长者，可有典型表现：①胸主动脉（升弓部和弓降部）扩张，屈曲延长，与增大的左心室构成"主动脉型"心影形态。②左室增大，早期以心肌肥厚为主，仅表现为左心室的圆隆、凸出。左心室显著增大，主要为扩张因素造成，出现较晚。

【影像鉴别】

与肥厚型心肌病、限制型心肌病等相鉴别，平片价值不大，需借助其他检查方法。

【特别提示】

由高血压导致的左心室或全心增大甚至心功能不全称为高血压心脏病。临床表现为头晕、头痛、乏力、心悸、失眠等，严重者出现左心室心力衰竭及全心衰竭症状。

第3节 心包疾病

一、心包积液

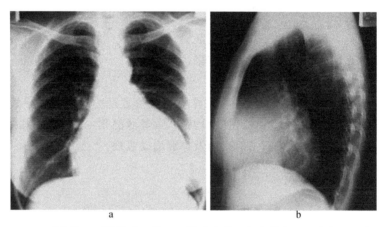

图 3-3-1　a.正位片：两肺纹理正常，心影呈球形，高度增大，心脏各弓形态消失，上腔静脉扩张，心胸比值 0.92。b.左侧位片：心影普遍向前、向后扩大，左主支气管和食管受压向后移位。双膈面光整，肋膈角锐利

【X线表现】

胸部后前位显示两肺纹理正常；心影明显增大呈烧瓶形，心胸比率增大；心影各弓形态消失，上腔静脉扩张。左侧位片显示心影普遍向前、向后扩大，左主支气管和食管受压向后移位。两侧膈面光整，肋膈角锐利。

【影像鉴别】

（1）心力衰竭：心包积液的肺野清晰，心力衰竭的肺野模糊。

（2）扩张型心肌病：透视显示，心包积液心脏搏动明显减弱甚至消失，肺血管纹理多正常；扩张型心肌病虽心脏搏动减弱但不消失，多有不同程度的肺淤血改变。

【特别提示】

心包积液的常见病因分为感染性和非感染性两大类。感染性包括结核、病毒、细菌、原

虫等。非感染性包括肿瘤、风湿病、心脏损伤或大血管破裂、内分泌代谢性疾病、放射损伤、心肌梗死后积液等。

二、缩窄性心包炎

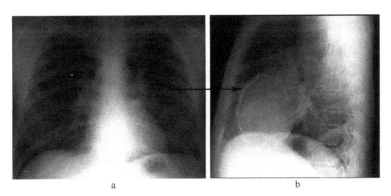

图 3-3-2 a.正位像：轻度肺淤血，心影呈轻度增大，心脏正常弧度消失，左、右心缘平直，左心缘隐约可见不规则条带状钙化影。b.侧位像：右心室前部和膈面，见不规则条带状及结节状钙化影

【X线表现】

（1）心影大小正常，半数轻至中度增大。心影边缘不规则、变直，各弓分界不清，心底部横径增宽，心影可呈三角形，多边形，心包增厚部位搏动减弱。

（2）心包钙化是患过急性心包炎的最可靠的 X 线征象。

（3）肺门影增宽、肺水肿、胸膜增厚或有胸腔积液。

【影像鉴别】

需要与肺心病、心脏瓣膜疾病鉴别。平片鉴别点主要是发现心包钙化。

【特别提示】

常见病因为结核性、化脓性、病毒性和非特异性炎症。主要症状为呼吸困难，可出现端坐呼吸、腹胀、心悸、衰弱、纳差等。增厚粘连的心包可有钙化，称为"盔甲心"，是其特征性表现。

第4节 大血管疾病与转位性疾病

一、主动脉缩窄

【X线表现】

（1）常显示心影增大，左心室更为明显。

（2）主动脉弓阴影减少，在主动脉结处可呈现扩大的左锁骨下动脉和缩窄段下端胸降主动脉狭窄后扩大所形成的"3"字征。

（3）扩大迂曲的肋间动脉侵蚀肋骨后段下缘而形成的切迹是主动脉缩窄病例的特殊 X 线征。肋骨切迹仅见于 5 岁以上的病例，最常见于第 4～9 肋骨，一般累及双侧肋骨。但如缩窄病变累及锁骨下动脉，则受累的一侧不显现肋骨切迹。

（4）食管钡餐检查常显示在主动脉缩窄区，狭窄后扩大的胸降主动脉或扩大的右侧肋间

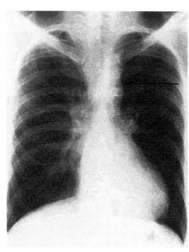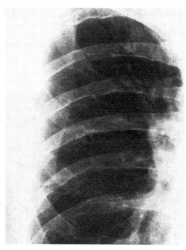

图 3-4-1　左心室增大，主动脉峡部凹陷而呈"3"字形征，在第 6～8 肋骨下缘处可见血管切迹影

动脉，在食管左壁形成的压足迹，称为"E"字征。

（5）主动脉造影可明确缩窄段的部位、长度，主动脉腔狭窄程度，升主动脉及主动脉弓分支的分布情况和是否受累，侧支循环血管情况。

【影像鉴别】

与动脉导管未闭、主动脉瓣狭窄鉴别。鉴别点主要是肋骨切迹，最常见于第 4～9 肋骨，一般累及双侧肋骨，"3"字征。

【特别提示】

主动脉缩窄多发生在动脉导管或动脉韧带附近，但有时也可发生在左锁骨下动脉近端。常用分型为导管前型、导管后型、导管附近型。

二、右位主动脉弓

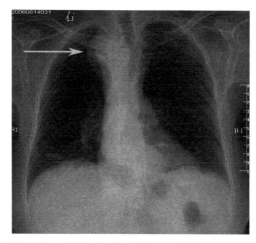

图 3-4-2　主动脉结增宽，且位于脊柱右侧，气管受压左移，肺纹理略增强

【X 线表现】

（1）胸部 X 线片仅在右侧见到主动脉弓球形隆起，而左侧缺如。

（2）食管造影检查，在主动脉弓部位见食管被推向左侧并显示压迹。

【影像鉴别】

与各种类型的先天性主动脉弓畸形鉴别，右位主动脉弓征象较显著，其他较难鉴别，需血管造影鉴别。

【特别提示】

右位主动脉弓：左侧第4鳃动脉弓退化消失，右侧发育形成主动脉弓，降主动脉位于脊柱右侧。从主动脉弓发出分支的排列顺序呈正常的镜影，即第1支为左无名动脉，再发出左颈总动脉和左锁骨下动脉；第2支为右颈总动脉；第3支为右锁骨下动脉。

三、镜面右位心

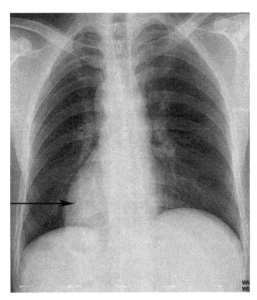

图 3-4-3　心尖指向右，主动脉结亦位于右侧，胃泡在右侧，肺野结构清晰，肋膈角锐利

【X 线表现】

心脏大部分位于右侧，心尖指向右侧，主动脉结和降主动脉位于右侧，上腔静脉位于左侧，称之为镜像心。有时合并全内脏转位。

【特别提示】

内脏转位犹如照镜子。多无症状。并发心内畸形较正常位心脏者多。

四、主动脉瘤

【X 线表现】

（1）在后前位及侧位片上可以发现主动脉影扩大，从阴影可以估计病变的大小、位置和形态。

（2）在透视下可以见到动脉瘤的膨胀性搏动，但在动脉瘤中有血栓形成时搏动可以不明显。

【影像鉴别】

（1）肺癌和纵隔肿块：透视下可以见到动脉瘤的膨胀性搏动，明确诊断需要进一步检查。

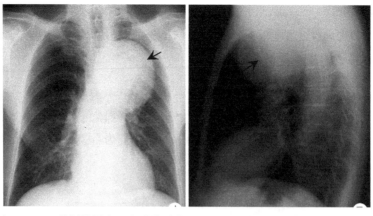

图 3-4-4　上纵隔影增宽、主动脉增宽延长、主动脉外形呈囊状，边缘清楚，
局部气管受压，双肺未见异常，双肋膈角锐利。心脏大小形态可

（2）附着于主动脉上的实质性肿块：引起传导性搏动，主动脉造影可以作出鉴别。

【特别提示】

按结构主动脉瘤可分为真性主动脉瘤、假性主动脉瘤、夹层主动脉瘤。在透视下可以见到动脉瘤的膨胀性搏动，但在动脉瘤中有血栓形成时搏动可以不明显。

五、主动脉夹层

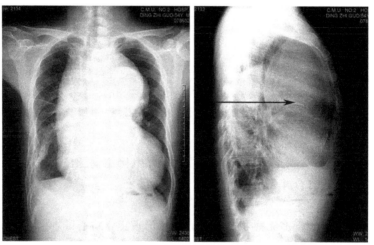

图 3-4-5　升主动脉影明显增宽扩张，心前间隙变窄消失，心影增大，心尖上翘，
双肺纹理增多，右肺下野斑片状密度增高

【X 线表现】

（1）后前位及侧位片，可观察到上纵隔影增宽、主动脉增宽延长、主动脉外形不规则，有局部隆起。

（2）在主动脉内膜可见钙化影，此时可准确测量主动脉壁的厚度，若增到 10mm 时则提示可能有夹层，若超过 10mm 即可考虑为夹层。

（3）胸部平片不具有确诊价值，其确诊有赖于其他影像学诊断技术。

【影像鉴别】

主动脉瘤：表现为主动脉管腔局限性扩张，肿块有搏动性，瘤壁钙化。发现主动脉内膜钙化，测量主动脉壁的厚度＞10mm提示夹层可能，明确诊断需要进一步主动脉CTA检查。

【特别提示】

主动脉夹层临床表现较复杂，几乎累及全身各系统。常表现为急起剧烈胸痛、血压高、突发主动脉瓣关闭不全、两侧脉搏不等或触及搏动性肿块。

六、肺静脉异位引流

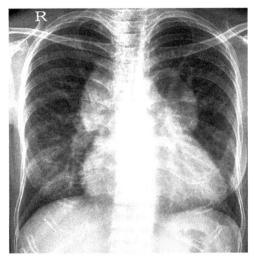

图3-4-6 双肺血增多，肺门部动脉扩张；上纵隔影增宽，向两肺野突出，心影增大，两者构成"8"字征（或"雪人"征）

【X线表现】

（1）两肺呈充血状态，右心房、右心室增大，肺动脉段突出；左心不大，主动脉结缩小。

（2）上纵隔影增宽，向两肺野突出，与增大心影共同构成"8"字征（或"雪人"征），"雪人"头部由增粗的垂直静脉和上腔静脉组成，增大的右心室和右心房组成其身体。

【特别提示】

肺静脉异位引流又称肺静脉异常连接，分为部分型和完全型，大多数合并卵圆孔未闭或房间隔缺损。部分型为右下肺静脉与下腔静脉相连，常伴"弯刀综合征"。完全型又分为心上型、心内型、心下型、混合型。

（冯奇星　张成周）

第4章
消化系统

第1节　食管疾病

一、食管炎症

（一）反流性食管炎

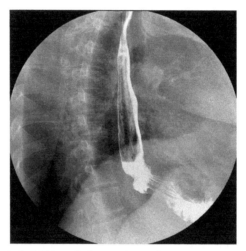

图 4-1-1　食管下段黏膜增粗、紊乱、无破坏，管壁毛糙、柔软，造影剂通过顺利

【X 线表现】

（1）早期：呈阴性或轻微痉挛。

（2）进展期：中下段黏膜增粗、紊乱，管壁毛糙、针尖状小龛影，管壁轻度变形。

（3）晚期：管腔狭窄，管壁偏移，边缘不规则，狭窄段缩短、变直，上段扩张。

【影像鉴别】

硬化型食管癌：管壁僵硬，边界清晰，狭窄段较窄。

【特别提示】

反流性食管炎又称消化性食管炎，因胃液反流刺激食管而引起食管下端黏膜的病变，特征表现为胸骨后烧灼痛，且与体位有明显关系。

（二）腐蚀性食管炎

【X 线表现】

（1）早期：食管下段痉挛、黏膜正常或扭曲。

（2）后期：正常或轻度狭窄。

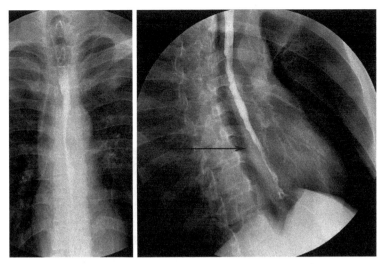

图 4-1-2　食管全段明显变细，管壁毛糙，黏膜破坏，以中下段明显

（3）重者：病变以中下段为主，可累及全长，食管明显痉挛，不规则收缩，可见广泛狭窄，呈鼠尾状，食管边缘呈锯齿状，黏膜平坦消失或呈息肉样增粗。

【影像鉴别】

硬化型食管癌：管壁僵硬，病变区与正常食管分界明显，与腐蚀性食管炎的狭窄段呈移行样截然不同。

【特别提示】

有腐蚀剂吞服史，多为强酸或强碱，造影时宜选用碘油造影。

二、食管运动功能障碍性疾病

（一）食管痉挛

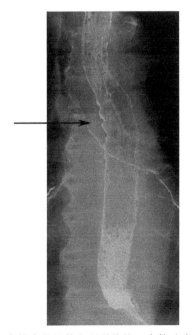

图 4-1-3　食管中段见数个环形收缩，食管壁光滑，柔软

【X 线表现】

多发生在食管中 1/3，表现为间隔 1～2cm 的 4～5 个较深的环形收缩，食管边缘光滑，柔软，黏膜皱襞正常。

【特别提示】

多发生在中年以后，用抗痉挛药治疗有效。

（二）贲门失弛缓症

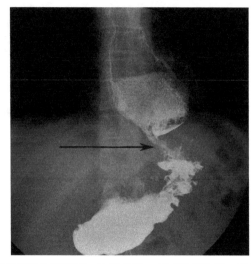

图 4-1-4　食管下端呈漏斗状狭窄，边缘光滑，似"鸟嘴"状，其上方食管明显扩张

【X 线表现】

（1）早期：食管轻度扩张，以下半部明显，食管下 2/3 蠕动减弱或消失，代之以不规则紊乱的收缩，食管边缘呈锯齿状或波浪状，食管下段逐渐变细呈"鸟嘴"状。

（2）中期：病人食管中度扩张，食管下段不规则运动明显减少，食管下端呈圆钝形或食管下端呈漏斗状狭窄，边缘光滑。

（3）晚期：食管呈高度扩张且伴有延长与迂曲，食管下段呈袋状，食管蠕动消失。

【影像鉴别】

硬化型食管癌：管壁僵硬，边界清晰，狭窄段较窄，与正常分界截然，黏膜消失。

【特别提示】

本病系肌间奥尔巴赫（Auerbach）神经节细胞变性、减少或缺乏，或支配食管的迷走神经背侧运动核变性所致，包括食管下端和贲门丧失正常弛缓且张力增高，以及食管体部缺乏蠕动功能的疾病。

三、食管肿瘤

（一）食管平滑肌瘤

【X 线表现】

（1）食管壁轮廓：切线位呈现充盈缺损，肿瘤周围造影剂环绕涂布，其上、下缘呈弓状或环形，称之为"环形征"，轴位呈现分流征。

（2）黏膜皱襞：完整，可变细、变浅或平坦（涂抹征）。

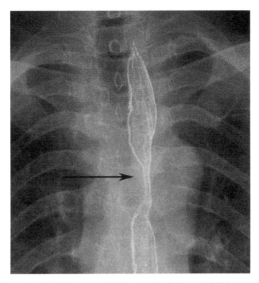

图 4-1-5 食管中段"丘形"充盈缺损，边界清楚，钡剂沿充盈缺损边缘流过

（3）管腔：呈现切线位偏心性狭窄，轴位表现为管腔变宽。

（4）位置：可轻度移位。

（5）其他：纵隔软组织影。

【影像鉴别】

食管癌：充盈缺损不规则，表面黏膜破坏及不规则龛影，管腔变窄，管壁僵硬。

【特别提示】

黏膜下壁内肿瘤多数起源于管壁平滑肌，多为单发，好发于食管中下段，"环形征"为特征性表现。

（二）食管癌

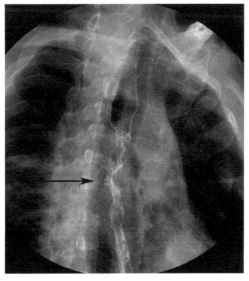

图 4-1-6 食管中段见长约 4cm 向心性管腔狭窄段，病变部位黏膜消失，管壁僵硬

【X 线表现】

（1）充盈缺损：形状不规则呈菜花状，并突入腔内，边界清，表面多有溃疡或坏死，多

见于增生型。

（2）龛影：形状不规则，黏膜皱襞破坏、消失或中断。龛影大而长，与食管纵轴一致。

（3）癌瘤区蠕动消失。

（4）易发生狭窄梗阻征象。

（5）另外，肿块向腔外生长形成纵隔内肿块。

【特别提示】

按病理形态分为增生型、浸润型、溃疡型三型，40岁以上，鳞状上皮癌多见，中晚期食管癌为髓质型、蕈伞型、溃疡型、硬化型、腔内型。

四、食管其他疾病

（一）食管异物

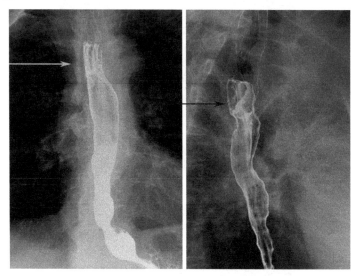

图4-1-7　食管第一狭窄处可见高密度影，正位片呈现异物最大面，侧位片呈现最小面

【X线表现】

（1）扁形异物最大径面呈冠状位停留。

（2）异物较大时可见钡剂滞留，较小的异物产生部分梗阻，钡流偏向一侧或绕过异物分流，异物表面常有钡剂覆盖，易于发现。

（3）吞服含钡棉絮，可见棉絮钩挂现象。

【影像鉴别】

气管内异物：正位片呈异物矢状位，侧位片为最大径面。

（二）食管憩室

【X线表现】

食管局部固定的向食管外膨出的囊状、三角形、帐篷状影像，多单发，也可多发，有的呈带蒂状，有钡剂残留，临近食管壁软，内有黏膜。

（三）食管静脉曲张

【X线表现】

（1）早期：食管下段黏膜稍增宽、迂曲，呈虚线状。

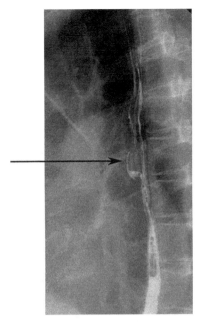

图 4-1-8　食管中段见一突出于腔外的袋状影，边界光滑，可见液气平面影

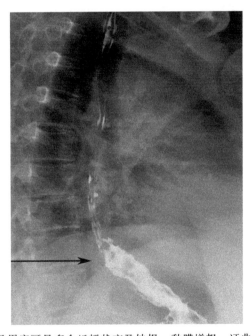

图 4-1-9　食管中下段及胃底可见多个蚯蚓状充盈缺损，黏膜增粗、迂曲，管壁柔软，扩张增宽

（2）进展期：食管中下段黏膜明显增宽、迂曲，呈蚯蚓状、串珠状，边缘呈锯齿状。

（3）晚期：上述改变更明显，食管扩张，张力低，蠕动减弱，排空延迟，但管壁柔软，伸缩自如。

【影像鉴别】

食管癌：管壁僵硬，管腔狭窄不能扩张。

【特别提示】

本病分为上行性和下行性，前者多见，上行性多见于门脉高压，下行性多见于上腔静脉阻塞。正常情况下食管下半段的静脉网与门静脉系统的胃冠状静脉、胃短静脉之间存在吻合。当门脉高压时，血流受阻，来自消化器官及脾脏的回心血液不能进入肝，被迫另找出路，大量血液通过胃冠状静脉、胃短静脉进入食管黏膜下静脉和食管周围静脉丛，经奇静脉进入上腔静脉，于是形成食管和胃底静脉曲张。本病是门脉高压的重要并发症，常见于肝硬化。

（四）食管裂孔疝

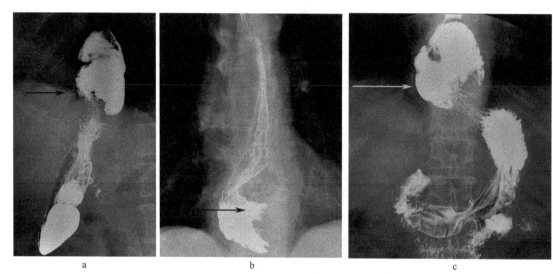

图 4-1-10　a.短食管型，可见膈上疝囊；b.食管旁型，可见胃黏膜；c.混合型

【X线表现】

（1）短食管型：食管短，食管下方可见扩大的膈上疝囊，两者之间可见局限型环形狭窄。

（2）食管旁型：贲门位置正常，位于膈下，钡剂先经食管贲门流入胃腔，而后流入膈上疝囊。

（3）混合型：前两者都有。

（4）滑动型：疝囊不固定，卧位、头低位时显示，立位时消失。

【特别提示】

本病分为滑动型（可复性）、短食管型（先天性）、食管旁型、混合型。A环：上升的食管下段括约肌收缩形成的环；B环：胃食管前庭段上行时，因其上皮交界环位于膈上，管腔舒张时，显示为管腔边缘的隔状切迹，即食管胃环。膈上疝囊为特征X线征象。

（五）食管闭锁与食管气管瘘

【X线表现】

（1）Ⅰ型：食管上、下端均为盲端，中间有纤维组织连接，无食管气管瘘。

（2）Ⅱ型：食管上端与气管相通，而食管下端呈盲端。

（3）Ⅲ型：食管上端为盲端，下端与气管相通。

（4）Ⅳ型：食管上、下端均与气管相通。

（5）Ⅴ型：无食管闭锁，但有食管气管瘘，即单纯气管食管瘘。

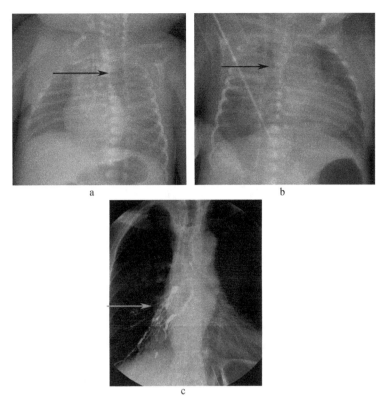

图 4-1-11　a、b.食管上端闭锁，无漏；c.食管气管瘘，与气管相连，可见造影剂进入气管

第2节　胃部疾病

一、先天性肥厚性幽门狭窄

【X 线表现】

幽门区黏膜皱襞隆起，粗大增宽，排列紊乱，扭曲不整，皱襞数量减少，常有大小不等

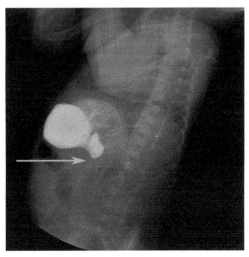

图 4-2-1　胃窦部黏膜增粗，幽门变细，钡剂通过受阻

的息肉样结节状，并可见幽门部狭窄变形并延长的幽门管。

【特别提示】

胃的黏膜粗大并有幽门狭窄首先考虑此病。

二、胃炎

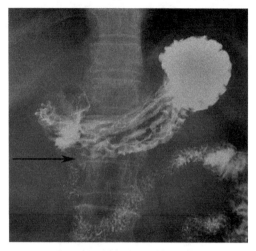

图 4-2-2　胃部黏膜增粗，紊乱

【X 线表现】

（1）空腹胃潴留液增多、胃蠕动亢进或减弱。

（2）胃部黏膜皱襞增粗、紊乱，未见破坏。

（3）胃小沟增宽、粗细不均；胃小区大小不均。

【特别提示】

胃小沟＞1cm 为增大，胃小区＞3mm 为增大。

三、胃溃疡

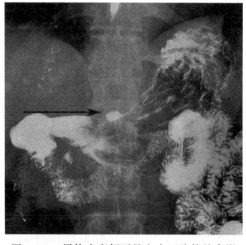

图 4-2-3　胃体小弯侧可见突出于腔外的龛影

【X线表现】

（1）直接征象：①龛影：多见于小弯，切线位呈乳头状、锥状或其他形状，边缘光滑整齐，密度均匀，底部平，口部常有透明带，为黏膜水肿带，是良性溃疡的特点。②黏膜线：为宽1～2mm的光滑整齐的透明线。③项圈征：为透明带，宽0.5～1.0cm。④狭颈征：龛影口部明显狭小，为黏膜翻入所致。⑤黏膜纠集：纤维瘢痕收缩，致胃黏膜呈"车辐状"。

（2）间接征象：为功能性改变，可有痉挛、分泌增多、潴留液多、胃蠕动增强或减弱。

【特别提示】

本病多发生于胃小弯与胃角附近，注意与恶性溃疡鉴别。

四、胃癌

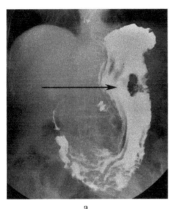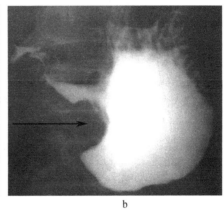

图4-2-4　a.胃小弯侧可见半月综合征；b.胃窦部管腔狭窄，临近胃体形成"肩胛状"外观

【X线表现】

（1）充盈缺损：形状不规则呈菜花状，多见于增生型。

（2）龛影：形状不规则，大而浅呈盘状，周围有环堤，切线位呈半月状。半月综合征见于溃疡型。

（3）胃腔狭窄、胃壁僵硬呈皮革状，见于浸润型。

（4）黏膜皱襞破坏、消失或中断。

（5）癌瘤区蠕动消失。

【特别提示】

胃肠道癌为常见恶性肿瘤，按大体病理形态分为增生型（最多见）、浸润型、溃疡型。溃疡型胃癌的龛影形状不规则，多呈半月形，外缘平直，内缘不整齐而有多个尖角；龛影位于胃轮廓之内；龛影周围绕以宽窄不等的透明带，即环堤，轮廓不规则而锐利，其中常见到结节状和指压迹状充盈缺损，这些表现被称之为半月综合征。癌累及胃的大部或全部，整个胃壁弥漫性增厚，胃壁僵硬，胃腔缩窄，称"皮革胃"。

五、其他疾病

（一）胃幽门黏膜脱垂

【X线表现】

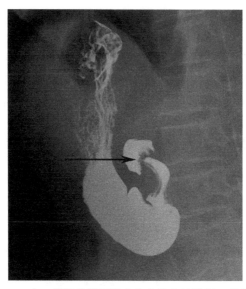

图 4-2-5 十二指肠球部可见多个小的充盈缺损，黏膜粗大

十二指肠球部充盈缺损，呈菜花状、蕈状或伞状，脱入的胃黏膜在球部形成圆形或半圆形的透光区，幽门管增宽，并见正常或肥大的胃黏膜通过幽门管，胃蠕动增强。

【特别提示】

异常疏松的胃黏膜逆行突入食管或向前通过幽门管脱入十二指肠球部，右前斜卧位发现概率高。

（二）胃扭转

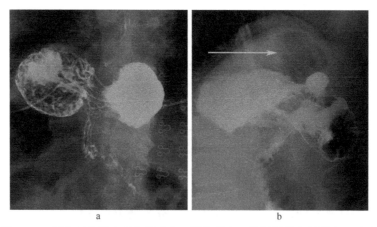

图 4-2-6 胃大弯及胃小弯位置改变，胃窦及十二指肠局部与胃体交叉改变

【X线表现】

（1）器官轴型：贲门部下降，食管腹段延长；胃远端位置升高，大弯侧向上，小弯侧向下；黏膜皱襞呈螺旋状；十二指肠球顶向下。

（2）网膜轴型：胃绕成环形；胃底移向右下，胃窦至左上；胃窦、十二指肠与胃体交叉，甚至越过胃体居于左侧。

【影像鉴别】

瀑布胃：两个液平面，呈现瀑布样，胃窦低于胃底，贲门不下移。

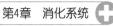

【特别提示】

分型：急性、慢性；完全性、部分性；器官轴型、网膜轴型、混合型。

（三）胃静脉曲张

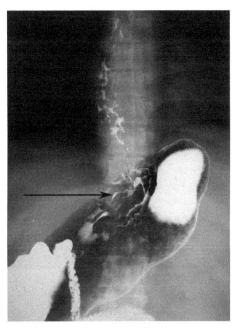

图 4-2-7　食管及胃底可见多个充盈缺损，边缘清楚，管壁无僵硬

【X 线表现】

胃底至贲门部黏膜增宽、迂曲，呈虚线状、蚯蚓状、串珠状，边缘呈锯齿状。张力低，管壁柔软。

【特别提示】

常与食管静脉曲张同时存在。

（四）胃石

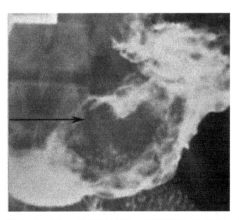

图 4-2-8　胃内见一较大的充盈缺损，胃黏膜未见破坏，胃壁柔软

【X 线表现】

胃内移动性充盈缺损，随体位变化，复查可消失，胃黏膜结构完整，胃壁柔软。

【特别提示】

分类：植物性、动物性、药物性、混合性

第3节 十二指肠疾病

一、十二指肠溃疡

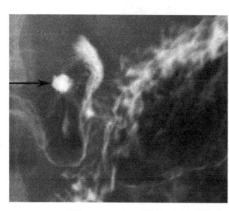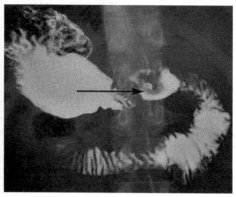

图 4-3-1 十二指肠球部可见龛影，临近黏膜纠集，十二指肠变形

【X 线表现】

（1）龛影：直径多在 4～12mm，表现为类圆形或米粒状密度增高影，边缘光滑整齐，周围常有一圈透明带或呈放射状黏膜纠集，可单个或多个。

（2）球部变形：可以是山字形、三叶形、葫芦形。

（3）功能性改变及其他：①激惹征：球部不充盈，迅速排空；②幽门痉挛：开放延迟；③胃分泌增多，张力高，蠕动增强。

（4）胃窦炎改变：胃黏膜粗、迂曲；球部有固定压痛

【特别提示】

龛影是直接征象。

二、十二指肠憩室

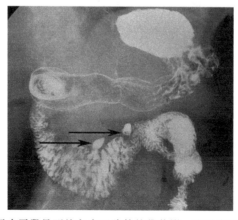

图 4-3-2 十二指肠水平段见两处突出于腔外的袋状影，边界光滑，内有肠黏膜通入

【X 线表现】

好发部位为降部内后壁、壶腹周围。呈圆形或卵圆形袋状影，突出于肠腔之外，边缘光滑整齐，大小不一，可见狭颈，加压时，可见肠黏膜与憩室内黏膜相连。

三、肠系膜上动脉压迫综合征

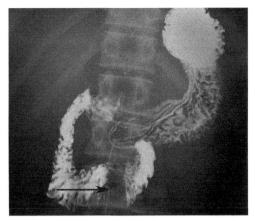

图 4-3-3　十二指肠水平段见一"笔杆"状压迹，近侧肠管扩张，钡剂通过有受阻征象

【X 线表现】

特征性表现为十二指肠升段可见"笔杆"状压迹，近侧肠管扩张，蠕动亢进，其内钡剂逆蠕动呈"钟摆"样。

【特别提示】

瘦长体型、女性多见，肠系膜上动脉压迫十二指肠水平段可引起梗阻。

第 4 节　空肠与回肠疾病

一、肠结核

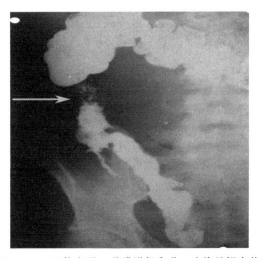

图 4-4-1　肠管变形，黏膜增粗紊乱。边缘呈锯齿状

【X线表现】

（1）溃疡型：由于炎症与溃疡的刺激，激惹征象明显，局部排空加快，而病变近端与远端充盈状态良好，称为"跳跃征"；黏膜皱襞增粗、紊乱，有时可见斑点状龛影，肠管边缘呈锯齿状；晚期，管腔狭窄、变形。

（2）增殖型：以肠管不规则变形狭窄为主，黏膜粗糙紊乱，多发小息肉样充盈缺损，龛影与激惹征象较少。

【特别提示】

好发部位是回盲部。病理类型分为溃疡型和增殖型。

二、克罗恩病

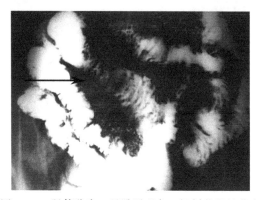

图 4-4-2　肠管狭窄，呈跳跃现象，钡剂节段性分布

【X线表现】

（1）早期：肠管黏膜紊乱、肠壁不规则、痉挛。

（2）特征性表现：肠管狭窄呈长短不一、宽窄不等的"线样征"，病变肠管间有正常肠曲形成的所谓"跳跃"现象、节段性分布；病变轮廓不对称，伴有假憩室样囊袋状征象；多发结节样切迹，及多发裂隙状溃疡形成"卵石征"。

（3）晚期：瘘管、窦道形成。

【特别提示】

好发部位：末端回肠、结肠，节段性非对称性病变，卵石征和纵行溃疡、肠管狭窄、内外瘘形成是其特征性改变。

三、小肠吸收不良综合征

【X线表现】

小肠积气、积液，钡剂在肠管内聚集、分节与雪片状分布，黏膜增粗、紊乱或模糊不清，甚至消失，钡剂抵达盲肠及小肠完全排空时间缩短（初期）或延长（后期）。

【特别提示】

黏膜呈雪片状分布是其特点。

四、肠套叠

【X线表现】

（1）腹部平片及腹部空气造影可见软组织肿块影，可见肠管扩张或液气平面。

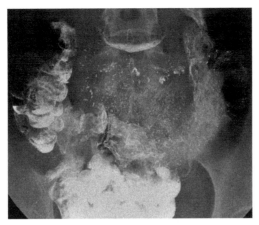

图 4-4-3　小肠局部肠管区可见斑点状钡剂残留影

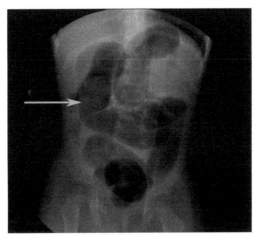

图 4-4-4　升结肠肝曲见一软组织肿块影

（2）空气灌肠时，可见套入部呈软组织影，也可为半圆形或哑铃形。

【特别提示】

本病分为回结型和结结型。空气灌肠压力整复法是诊断和治疗较好的方法之一。

第5节　大肠疾病

一、溃疡性结肠炎

【X 线表现】

（1）初期：病变处有刺激性痉挛收缩，肠腔变窄，结肠袋变浅甚至消失，蠕动增强，钡剂排空加快，黏膜皱襞紊乱。

（2）中期：多发浅小的溃疡在充盈相显示为肠壁外缘的锯齿状改变，有时呈"按扣"样或"T"字形溃疡，当炎性息肉形成时，可见大小不等的多发充盈缺损。

（3）晚期：肠腔狭窄、肠管短缩，结肠袋消失，边缘僵直，管腔呈水管状。

（4）并发症：结肠中毒扩张、穿孔。

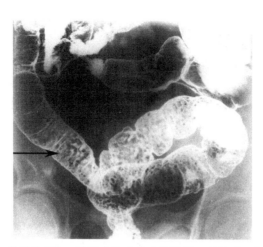

图 4-5-1　结肠袋变浅，可见多发小的充盈缺损，肠管呈现水管状外观

【特别提示】

好发部位：结肠下段、直肠、乙状结肠，多发溃疡，息肉形成，肠管狭窄短缩，结肠袋消失呈管状肠管是其特征改变。

二、结肠癌

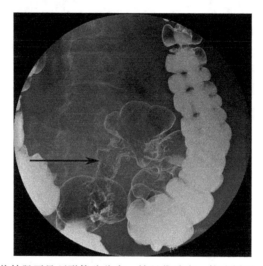

图 4-5-2　乙状结肠可见环形管腔狭窄，结肠袋消失，管壁僵硬，呈"果核征"

【X 线表现】

（1）充盈缺损：形状不规则呈菜花状，表面黏膜皱襞破坏中断或消失，局部肠壁僵硬，结肠袋消失，多见于增生型。

（2）龛影：形状不规则，大而浅呈盘状，边界不整齐，具有一些尖角，黏膜皱襞破坏、消失或中断。

（3）浸润型：病变区肠管狭窄，常累及一小段肠管，形成环形狭窄，肠壁僵硬，黏膜破坏消失。

（4）癌瘤区蠕动消失；结肠袋消失，肠套叠征象，结肠梗阻征象，结肠瘘。

【特别提示】

好发部位为直肠和乙状结肠，多为腺癌和黏液腺癌。病理分三型：①增生型：多见于盲升结肠；②浸润型：多发生于左半结肠；③溃疡型。

三、先天性巨结肠

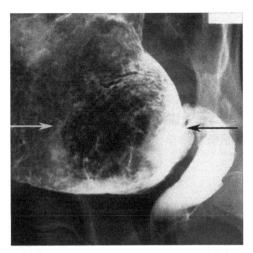

图 4-5-3　结肠可见狭窄段，其近端肠管明显扩张

【X 线表现】

（1）狭窄段：多在直肠及乙状结肠远端，显示长短不一的狭窄肠腔，边缘光整或不规则锯齿状。

（2）扩张段：结肠显著扩张，肠壁增厚，黏膜增粗呈横行。

（3）移行段：狭窄段与扩张段之间的肠腔呈漏斗形，与扩张段相连。

第 6 节　肝脏疾病

一、肝海绵状血管瘤

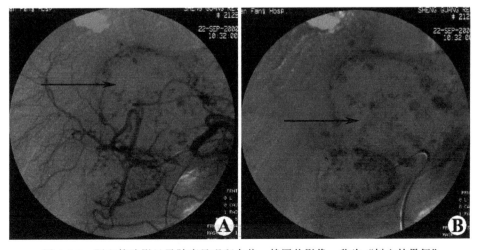

图 4-6-1　肝血管造影显示肿瘤呈现斑点状、棉团状影像，称为"树上挂果征"

【X线表现】

肝动脉造影表现如下：

（1）供血动脉增粗，巨大肿瘤压迫周围血管弧形移位，呈"抱球征"。

（2）早期肿瘤边缘出现斑点状、棉团状显影，为"树上挂果征"。

（3）静脉期肿瘤显影逐渐向中央扩散，表现为密度均匀、轮廓清楚的肿瘤爆米花样染色，称"血湖"。

（4）肿瘤染色持续到肝实质后期不退，呈现"早出晚归"征象。

【特别提示】

肝血管瘤发病率较高，据文献称，尸体解剖发现率达 4%～7%。发病率性别差异不明显，但女性发病年龄一般较男性为早，可能与性激素差异相关。肝血管瘤主要有两种，一是毛细血管性血管瘤；二是海绵状血管瘤。毛细血管性血管瘤好发于幼儿，常多发、瘤体小，直径多在 2cm 以下。海绵状血管瘤常单发，直径多在 3cm 以上，甚至可大到占据整个肝叶。

二、肝细胞癌

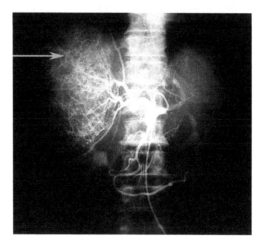

图 4-6-2　肿瘤内部可见不规则新生血管，明显紊乱

【X线表现】

肝动脉造影：肿瘤供血的血管扩张，增多，迂曲；肿瘤内见不规则异常肿瘤新生血管，血管有不规则侵犯和狭窄；不均匀的肿瘤染色；动静脉短路（动脉相静脉显影），门静脉或肝动脉内瘤栓，静脉内平行的索条影，充盈后可见缺损。

【特别提示】

大体类型：①巨块型：大于 5cm；②结节型：直径小于 5cm；③弥漫型：细小癌灶，广泛分布。小肝癌是指单个癌结节最大直径不超过 3cm，多个癌结节数目不超过 2 个，最大直径之和应小于 3cm。

三、肝脓肿

【X线表现】

（1）右侧膈肌膨隆，较大脓肿时，肝区可见气体影，有时可见液平面。

（2）右肺下野见斑片状、片絮状密度增高影，右侧肋膈角变钝。

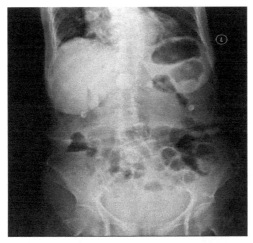

图 4-6-3　右侧膈肌膨隆，肝区密度不均，见多发斑片状含气影；
右肺下野见片絮状密度增高影，右侧肋膈角稍变钝

【特别提示】

肝脓肿为肝组织局限性化脓性炎症。可分为细菌性肝脓肿（常见）、真菌性肝脓肿、阿米巴性肝脓肿、结核性肝脓肿。临床以肝大、肝区疼痛及发热、白细胞升高等表现为主。

第 7 节　胆道疾病

胆囊结石和胆管结石

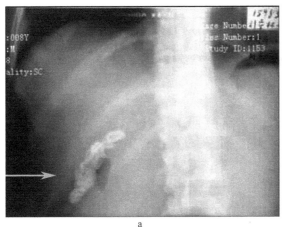

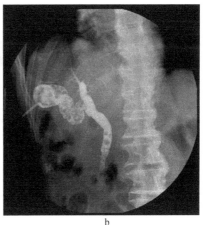

a　　　　　　　　　　　　　　　　b

图 4-7-1　a. 胆囊区见长形高密度影，边界光滑。b. T 管造影示胆总管及胆囊管见
多发充盈缺损影，呈"石榴籽"样改变。胆总管末端狭窄

【X 线表现】

（1）结石大多数为阴性结石，X 线平片不能显示。

（2）少数为阳性结石，X 线平片表现为右上腹部多发结节状高密度影，或者大小不等环形、多角形高密度影，密度呈外高内低改变。

（3）造影检查：多数呈成堆充盈缺损，圆形或多边形，如石榴子样，变换体位结石位置可变。

【特别提示】

X线平片对于胆管结石诊断局限性较大，CT优于X线。若有阴性结石，上述检查方法诊断较困难，可行MRCP、PTC、ERCP等检查。

第8节　急腹症

一、胃肠道穿孔

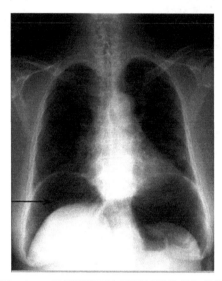

图 4-8-1　双侧膈肌下方可见弧形游离气体影

【X线表现】

气腹是主要征象，具体表现为膈下游离气体，气体随体位的改变位置有所变化，可同时伴有腹水，肠管内部气体减少。

【特别提示】

腹部立位观察容易诊断。

二、肠梗阻

【X线表现】

小肠积气扩张，肠腔内积液可见液气平面影，绞窄性肠梗阻时有时可见假肿瘤征、咖啡豆征。

【特别提示】

腹部立位观察容易诊断。

三、肠扭转

【X线表现】

（1）小肠扭转：全小肠扭转，胃十二指肠积气膨胀，空回肠换位；部分小肠扭转，不随

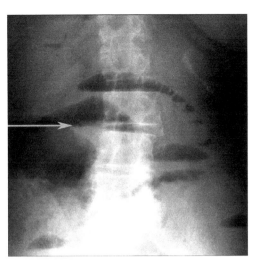

图 4-8-2 腹部肠管内可见肠管积气，扩张，并见多个液气平面影

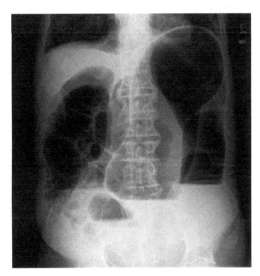

图 4-8-3 腹部部分肠管明显扩张、积气，局部呈"咖啡豆征"，并见多发液气平面，呈"阶梯状"

体位变化的液气平面，假肿瘤征、咖啡豆征、"C"字形、"8"字形、花瓣形、香蕉形等。

（2）乙状结肠扭转：乙状结肠呈巨大"马蹄形"，于上腹呈弓状联合，以下紧密聚拢，呈"三线征"，聚拢点见由扭转系膜形成软组织块影。小肠一般无气或少气。钡灌肠时见"鸟嘴征"。

（3）盲肠扭转：单个卵圆形胀大肠袢，可见于腹部任何位置，可见小肠胀气，无结肠胀气。

【特别提示】

肠扭转是一段肠袢沿其系膜长轴旋转造成的闭袢性肠梗阻。小肠扭转多见于青壮年，与饱食后立即剧烈活动有关；乙状结肠扭转多见于老年男性，多有便秘习惯；盲肠扭转罕见，常与盲肠先天性活动过度有关。

（杨明瑞）

第5章
泌尿系统疾病

第1节 先天性发育异常

一、肾缺如

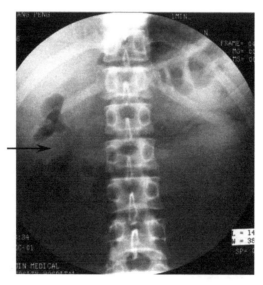

图 5-1-1 右侧肋腰区可见肾影，左侧无肾脏影

【X 线表现】

（1）肾区仅见一侧肾像，另一侧缺如，且无肾异位的表现。

（2）排泄性尿路造影时，缺如侧无显影肾，但不能与肾萎缩、先天性肾发育不良及手术后肾缺如等所致病侧肾不显影鉴别。

（3）腹主动脉造影可见一侧肾动脉显影，患侧肾动脉缺如。

【特别提示】

肾缺如临床上均为单侧性，又称孤立肾，常伴有同侧输尿管缺如或闭锁。10％～15％的男性可合并附睾、输精管和射精管的缺如；25％～50％的女性可合并有单角子宫、双角子宫、双子宫等畸形。CT 和 MRI 检查能够确诊，表现为缺如侧无肾结构且无异位肾，肾床为肠管、脂肪及脾脏等结构占据，同侧肾上腺可缺如，健侧肾代偿性增大，常伴肾旋转不良。

二、异位肾

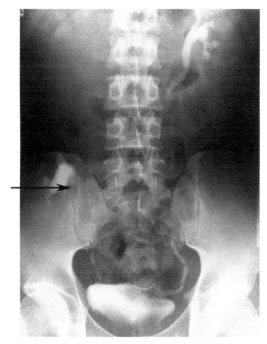

图 5-1-2　右肾位于右侧髂窝内，肾盂扩张，轴向异常

【X 线表现】

（1）X 线平片：可显示异位肾一侧肾影缺如，于盆腔、下腹部、腰骶部、膈下或胸腔内可见软组织肿块影。

（2）尿路造影：可见异位的肾盂、肾盏、输尿管显影。

（3）单纯异位肾多伴有肾旋转异常，肾盂肾盏如花朵状；低位的异位肾显示同侧的输尿管较短，且无明显的折曲。

（4）立位与卧位比较肾盂和输尿管位置无改变，可与肾下垂及游走肾相鉴别。

（5）动脉造影：可见肾动脉多起源于髂动脉。

【特别提示】

单纯异位肾为肾在发育过程中未上升、上升不足或过度上升所致，异位的肾脏仍在同侧的腹膜后，可并发肾结石、肾盂积水、感染等。分为单侧异位肾、双侧异位肾、交叉移位肾，移位的肾盏常位于正常肾的下方。CT 及 MRI 检查可显示异位肾影，其形态、密度或信号强度及强化方式均与正常侧肾脏相同。

三、融合肾

【X 线表现】

肾影位置较低且在同一水平，肾脊角发生改变。两肾上极远离，下极靠近中线，融合为峡部。

【特别提示】

融合肾有各种类型，如马蹄肾、乙状肾、盘状肾等，以马蹄肾最常见。当两侧肾脏的上

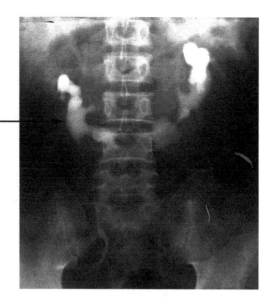

图 5-1-3　两肾下极相互融合如马蹄状，肾位置低，肾轴自外上斜向内下，
肾盂位于前方、肾盏指向后方

极或下极相融合，形成马蹄状融合时，称为马蹄肾，90％见于下极融合，中间以峡部相连，峡部可为肾组织或纤维组织所构成，多位于腹主动脉及下腔静脉之前。肾位置较低，肾盂因受融合的限制不能正常旋转。输尿管则越过融合的峡部前面下行，由于引流不畅，易并发积水、感染结石。

四、肾盂输尿管重复畸形

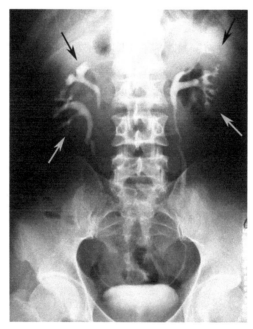

图 5-1-4　双侧肾分为上下两部分，上方的肾盂、肾盏较小；右侧双肾盂、
双输尿管，左侧双肾盂连于同一根输尿管

【X 线表现】

（1）同一侧肾区有两套肾盏、肾盂或输尿管。

（2）一般上部肾盂狭小，肾盏短粗，可伴肾盂积水；下部肾盂近似正常，但肾盏数目少，位置偏低。

（3）上输尿管扭曲，可见异位开口，或两支输尿管向下走行中汇合或分别进入膀胱。

（4）如上肾盂、输尿管积水时可不显影或显影浅淡，仅能显示受压外移的下肾盂和输尿管。

【特别提示】

肾盂输尿管重复畸形分类：①双肾盂单输尿管，即重复肾盂，单一输尿管。②双肾盂部分双输尿管，重复输尿管末端在肾下方，称 Y 形输尿管。③双肾盂双输尿管，双输尿管并行或交叉向下引流，下输尿管开口在膀胱，上输尿管开口在其内下方，也可有异位开口，或成为一盲端。④单肾盂双输尿管。

五、输尿管膨出

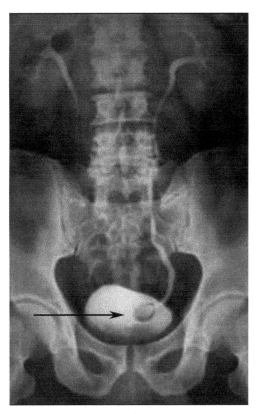

图 5-1-5　左侧输尿管末端可见一囊肿，边缘光滑，周围见透亮区，
与左侧输尿管形成"蛇头征"

【X 线表现】

（1）尿路造影见患侧肾盂、肾盏和输尿管有不同程度扩张积水。

（2）特征性表现：患侧输尿管膀胱入口处有一囊肿，囊肿与扩张的输尿管相连犹如伸入膀胱的蛇影，囊肿即为蛇头，称为蛇头征。

【特别提示】

由于膀胱内液体间歇性排出，不同时期囊肿的大小可不同。膀胱内压力小时，输尿管囊肿充满；膀胱充满时，囊肿因液体排出而变小。

第2节 泌尿系统结石

一、肾结石

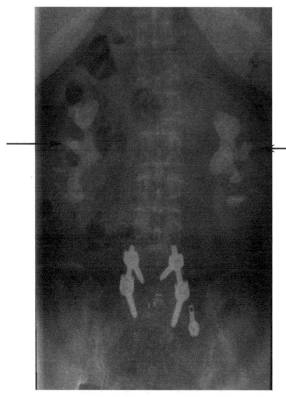

图 5-2-1　双肾可见鹿角状密度增高影，边界光滑

【X 线表现】

(1) 肾结石可为单侧或双侧性，位于肾窦区及其邻近部位。

(2) 表现为圆形、卵圆形、分支状、桑葚状或鹿角状高密度影，可均匀一致，也可浓淡不均或分层。鹿角状结石及桑葚样结石为肾结石的典型表现。

(3) 侧位片上，肾结石的高密度影与脊柱影重叠，位于脊柱前缘后方。

(4) 肾盂造影可发现阴性结石，表现为肾盂肾盏内的充盈缺损影，可伴有同侧肾积水。

【特别提示】

侧位片上，肾结石与脊柱影重叠，借此与胆囊结石、淋巴结钙化等鉴别。

二、输尿管结石

【X 线表现】

(1) 输尿管走行区见米粒状、枣核样的致密影，结石较大者引起梗阻，常伴发梗阻近段

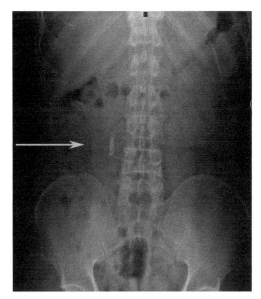

图 5-2-2　右侧输尿管走行区见点状密度增高影，边缘光滑

输尿管、肾盂及肾盏不同程度的扩张、积水。

（2）易见于输尿管生理性狭窄处。

【特别提示】

腰椎的横突和骶髂骨可与结石影重叠，尤以结石影密度较浅淡时更易被忽略。所以在卧位怀疑输尿管结石时应加扫摄斜位像，以避免结石与骨质的重叠。

三、膀胱结石

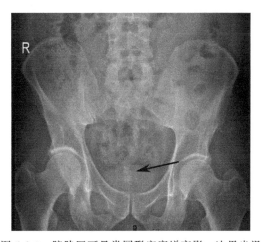

图 5-2-3　膀胱区可见类圆形密度增高影，边界光滑

【X 线表现】

（1）耻骨联合上方、骨盆中下部见圆形、椭圆形或星状的致密影，可单发或多发，大小不等，密度可均匀、不均或分层。

（2）结石有一定的活动度，可随体位活动；部分结石位置固定。

（3）阴性结石在膀胱造影时表现为充盈缺损影。

【影像鉴别】

（1）膀胱阳性结石需与其他盆腔钙化灶如前列腺钙化、淋巴结钙化及静脉石等鉴别。US、膀胱造影和 CT 均能明确诊断。

（2）阴性结石需与气泡、血块及肿瘤鉴别，US、CT 则有助其鉴别。

【特别提示】

膀胱结石主要见于男性，多为 10 岁以下儿童和老年人。病因包括营养不良、下尿路梗阻、膀胱异物等。临床表现为尿痛、尿频、尿急、尿流中断和血尿等。诊断依赖于 X 线平片、膀胱造影、CT 和超声检查，通常不难诊断。

第 3 节　泌尿系统结核

一、肾结核

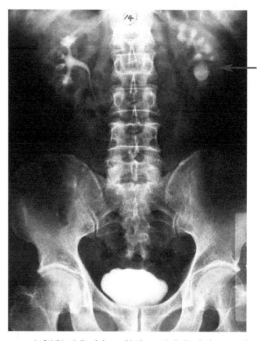

图 5-3-1　左侧肾下盏破坏、扩张，呈囊状改变，边缘不整

【X 线表现】

（1）X 线平片可无异常发现，早期肾外形多正常，有时肾区内可见云朵状、不规则形、斑点状或环状钙化，甚至全肾弥漫性钙化，肾影可增大或变小。可伴有输尿管及膀胱结核钙化。

（2）尿路造影，早期肾功能表现正常。随病变发展，肾小盏扩张、边缘不整如虫蚀状，肾盂肾盏狭窄、变形、扩张，干酪样空洞；当肾实质干酪性坏死灶与肾小盏相通时，可见其外侧有一团对比剂与之相连。

（3）病变进展造成肾盏、肾盂广泛破坏或形成肾盂积脓时，排泄性造影常不显影，逆行性造影则显示肾盏和肾盂共同形成一大而不规则的囊腔。

（4）肾血管造影动脉期可见破坏区血管减少、变细并不规则，有时可见血管突然中断，肾实质期表现为环形透亮区，边缘很清楚。

【影像鉴别】

（1）肾积水：常由输尿管梗阻引起，肾盂肾盏均等扩张，且扩张边缘清楚，尤其是肾盏扩张的程度具有鉴别意义。

（2）多囊肾：其囊肿在肾内分布一般无规律性且大小不一，鉴别不难，但偶尔可出现大小类似的囊肿围绕肾盂排列，此时肾盂不扩张，可与结核混淆，需结合临床病史和症状综合分析。

【特别提示】

由于肾积水、干酪脓肿形成等，致肾影增大。肾影变小可见于肾内结核坏死、结缔组织增生、钙化或瘢痕化等。肾结核的晚期可并发对侧肾积水，由膀胱结核引起。肾结核绝大多数继发于肺结核，多经血源途径感染，结核杆菌随血流到达肾皮质形成感染灶。临床上，肾结核早期局限于肾皮质时无明显症状；当感染波及肾盂、输尿管、膀胱后，可出现尿频、尿痛、脓尿和血尿。

二、输尿管结核

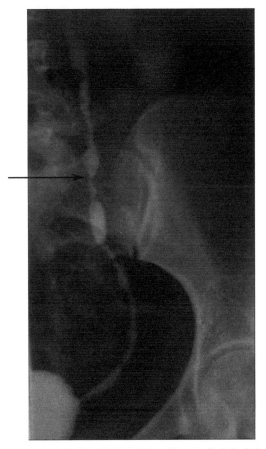

图 5-3-2　左侧输尿管管腔粗细不均，呈串珠状改变

【X 线表现】

（1）X 线平片多无价值，偶可发现输尿管钙化。

（2）尿路造影可见输尿管全程扩张和管壁轻微不整；病变进展，管壁增厚、蠕动消失，出现多发狭窄与扩张相间而呈串珠状，输尿管外形极不规则。严重者输尿管僵硬和短缩、管腔狭窄可形如笔杆状。

【特别提示】

输尿管结核继发于肾结核，结核分枝杆菌侵及输尿管黏膜，并向深部浸润达黏膜下层及肌层，最终发生纤维化，致输尿管狭窄、变硬、增粗和僵直，甚至完全梗阻。诊断主要依靠尿路造影和 CT 检查。

三、膀胱结核

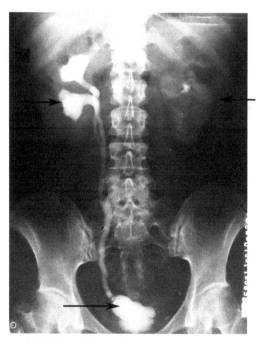

图 5-3-3　左肾萎缩、钙化，未见显影；膀胱缩小，边缘波浪状；
右肾呈双肾盂双输尿管畸形，并肾盂输尿管积水扩张

【X 线表现】

（1）X 线平片价值有限。偶可见膀胱壁不规则线样钙化。

（2）尿路造影：早期，可显示输尿管口部膀胱壁高低不平、毛糙、不规则及变形，甚至形成充盈缺损。病变累及全部黏膜，整个膀胱壁内缘均不规则。晚期发生膀胱挛缩，体积变小，边缘呈锯齿状改变。

（3）逆行性尿路造影时还可发现膀胱输尿管交界处的括约肌关闭不全，引起明显的反流现象。

【影像鉴别】

膀胱结核晚期表现为膀胱挛缩、体积缩小、壁不规则增厚，常伴有肾及输尿管结核表现，结合实验室检查及临床表现，不难诊断。需与慢性膀胱炎相鉴别，后者多并发假性憩室，一般不伴有肾及输尿管的相应改变。

第4节　泌尿系统肿瘤

一、肾细胞癌

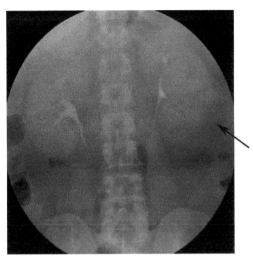

图 5-4-1　右肾中上盂、肾盏受压变窄、分离，呈抱球状改变

【X 线表现】

（1）腹部平片：患侧肾影增大，呈分叶状或局部隆凸。少数肿瘤有不同形态钙化。

（2）IVP 造影：肾盏伸长、狭窄，变形；肾盏分离改变；肾盂变形、破坏，其内可见充盈缺损；相邻结构发生移位、分离。

（3）肾血管造影：动脉期，肾动脉干增粗，亦可见迂曲、粗细不均及大小不等血池状肿瘤血管影。原供应血管受压而围绕于肿瘤周围，呈"握球征"；局部排空延迟；肿瘤血管中常有动静脉瘘，故肾静脉早期显影。肿瘤浸润血管尚可见血管闭塞、充盈缺损或中断等征象。肾实质期，可见"肿瘤染色"。

【影像鉴别】

肾细胞癌需与肾错构瘤、肾囊肿、肾脓肿及肾周脓肿以及黄色肉芽肿性肾盂肾炎鉴别。肾错构瘤内常含有脂肪成分，借助 MRI 脂肪抑制序列可见信号减低；肾囊肿，其壁和分隔薄而均一，增强后无明显强化；肾脓肿及肾周脓肿临床症状较重，有高烧、寒战、全身乏力、呕吐等；黄色肉芽肿性肾盂肾炎，常伴有肾结石，实验室检查不同于肾癌。

【特别提示】

肾细胞癌多发生于 40 岁以后的男性，是肾最常见的恶性肿瘤。多见于肾脏上下极，尤以上极更为多见，常为单侧，周围可有假包膜，血供多较丰富，体积较大者易发生出血、坏死和纤维化斑块；易侵入肾静脉、下腔静脉，甚至在心房形成瘤栓；晚期可发生肺、脑、骨、肝、肾上腺转移。临床上常见的症状为血尿、肿块及疼痛。肾细胞癌的诊断主要依赖于 CT 检查。

二、肾盂癌

【X 线表现】

（1）平片：一般肾轮廓无明显改变，当肿瘤很大时可表现为非特异性肾肿大，少数瘤灶

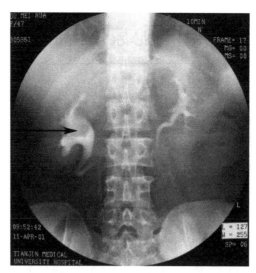

图 5-4-2 右肾盂内见较大充盈缺损影,下肾盏扩大积水

内见斑片样钙化灶。

(2)静脉肾盂造影:乳头状癌可表现为肾盏内单发或多发充盈缺损,呈不规则乳头状,边缘不光滑。非乳头状癌沿肾盂壁浸润性生长,显示为肾盂肾盏轮廓毛糙不齐、不规则狭窄或扩大。肾盂输尿管连接部受阻可引起肾盏、肾盂的扩张积水,堵塞较重者可引起一侧肾盏显示延迟或不显影。

(3)逆行肾盂造影:静脉尿路造影显影不良时需行逆行肾盂造影,可显示肿瘤所致的肾盂内的充盈缺损。

(4)肾动脉造影:由于肾盏移行细胞癌的肿瘤血管少,表现不典型。

【影像鉴别】

需要与肾盂阴性结石、肾盂内血凝块和肾细胞癌侵犯肾盂鉴别。静脉肾盂造影表现相似,需要进行 CT 或超声、核磁共振检查。

【特别提示】

肾盂肿瘤多为移行细胞癌,其次为鳞状细胞癌,腺癌非常罕见。转移途径包括直径浸润、淋巴转移和血液转移。典型临床表现为无痛性全程血尿、腹痛及腹部包块。

三、输尿管肿瘤

【X 线表现】

(1)病变早期:未完全梗阻时,IVP 可见肾积水,病灶以上输尿管扩张和病变部输尿管腔内充盈缺损影,表现不甚规则,甚至可见"虫蚀"样不规则溃疡,病变段常有局限性狭窄,管壁僵硬,边缘不规则。

(2)病变晚期:IVP 检查,由于肾积水患侧肾盂肾盏往往不显影。经膀胱镜检逆行插管,可排除膀胱腔内占位。如见到输尿管口溢血、输尿管开口新生物脱出有诊断意义。

(3)逆行插管失败时可选择肾盂穿刺造影法。

【影像鉴别】

(1)输尿管结石:尤其是 X 线阴性结石,常能引起肾积水,长期刺激可引起邻近管壁增厚。CT 扫描测结石密度,常大于 100Hu 以上,需注意肿瘤伴发结石可能。

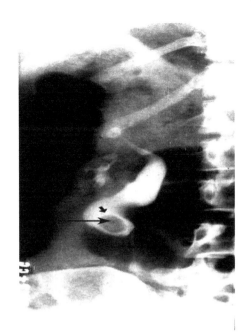

图 5-4-3 右输尿管内见卵圆形充盈缺损影，输尿管近段积水扩张

（2）血凝块：改变体位或随访时常能发现病灶大小、部位发生改变。

【特别提示】

输尿管肿瘤较少见，其中 80% 多为恶性肿瘤，多见于 60 岁以上的男性，典型表现为血尿和胁腹部疼痛。多来自输尿管上皮组织，包括移行细胞癌、鳞状细胞癌和腺癌，以移行细胞癌最常见，呈浸润性生长，晚期可侵犯周围组织、转移至周围淋巴结或发生远处转移。

四、膀胱癌

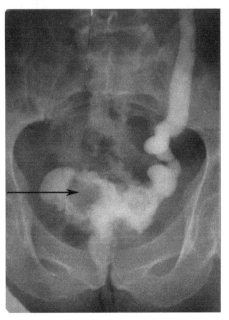

图 5-4-4 膀胱内多发不规则充盈缺损，边缘分叶状，左侧输尿管积水扩张

【X线表现】

(1) X线平片：可无任何阳性发现。

(2) 膀胱造影：肿瘤典型X线表现为膀胱腔内充盈缺损，大小不一。肿瘤多轮廓不整，基底较宽，表面由于坏死液化常有表浅溃疡。受浸润的胖胱壁局部扩张受限，边缘参差不齐。

(3) 病灶如位于输尿管口，可引起一侧输尿管阻塞，表现为该侧输尿管、肾盂、肾盏扩张积水或完全不显影等征象。

【特别提示】

膀胱肿瘤多来自移性上皮组织的乳突状瘤和乳突状癌。单发、多发，肿瘤自膀胱壁向腔内突出形成肿块，也可向膀胱壁侵犯，侵及肌层，突破肌层向周围组织和器官侵犯。非乳突状癌少见，可造成膀胱壁的增厚。影像检查目的为明确病变术前分期及有无合并尿路多发病灶。

第5节 泌尿系囊肿性病变

一、肾单纯性囊肿

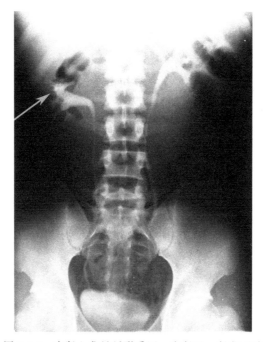

图 5-5-1 右肾上盏呈弧形受压，右肾盂、肾盏下移

【X线表现】

(1) X线平片：一般无异常，囊肿较大时可致肾轮廓改变，偶见囊肿壁弧线状钙化。

(2) 尿路造影：肾囊肿较小时表现可正常；较大囊肿可出现肾盂系统受压移位改变。

二、多囊肾

【X线表现】

(1) X线平片：一般双肾影对称性增大，边缘呈波浪状。

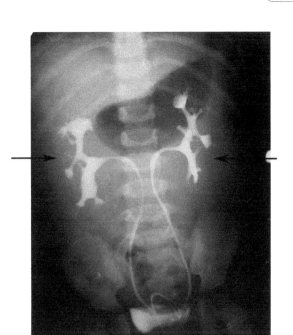

图 5-5-2 右肾影增大，肾盂及肾盏受压、移位、拉长、变形并分离，
呈"蜘蛛足"样改变，肾盏、肾盂无破坏

（2）静脉尿路造影：显示两肾功能减退而显影不良。

（3）逆行性尿路造影：见双侧肾盏、肾盂移位、拉长、缩短、变形、分离或聚拢，有的肾盏拉长呈"蜘蛛足"样改变，有的肾盏颈变细远端扩张积水；上下极肾盏的距离增加。

【特别提示】

多囊肾系遗传性病变，分成人型和婴儿型，成人型常并发有多囊肝。早期肾囊肿间可见正常肾实质残留，晚期肾实质被大小不等的囊肿所替代。CT 和 MRI 检查有特征性可以确诊，典型表现为双肾布满多发类圆形的水样低密度影或信号强度，常并发多囊肝。

（邓雯雯 李 泉）

第 6 章
女性生殖系统

第 1 节　先天发育异常

一、双角子宫

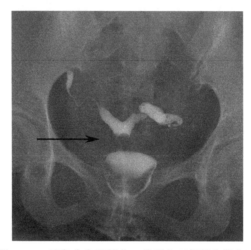

图 6-1-1　子宫分为两部分，分别与双侧输卵管相连

【X 线表现】

一个宫颈管但有两个宫体，呈分叶状，子宫底部有凹陷。

二、鞍状子宫

【X 线表现】

系轻度双角子宫，两侧子宫底部融合不全，宫底部出现一浅的凹陷。

三、单角子宫

【X 线表现】

发育完全的子宫偏向一侧，仅有一个输卵管，可合并残角子宫（残角子宫具有宫腔，但无宫口，与发育完全的一侧的子宫腔不相通）。子宫造影表现为子宫腔大小基本正常，似呈梭状，仅一侧输卵管显影，并与宫腔相连，且其位置偏于一侧。

四、双阴道双宫颈

【X 线表现】

子宫造影需双份导管，分别造影，显示两个宫颈管及两个宫体。

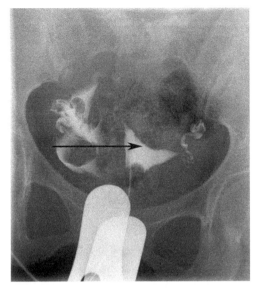

图 6-1-2　子宫底部出现一浅的凹陷

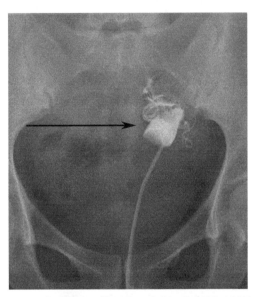

图 6-1-3　子宫腔较小，位置偏于左侧，仅显示一侧输卵管

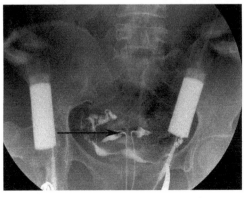

图 6-1-4　子宫及宫颈管均见两套

第2节 生殖系统炎症

一、子宫输卵管结核

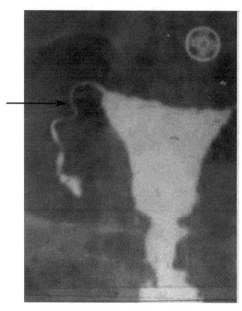

图 6-2-1 宫腔不齐，输卵管短、僵直、不通，造影剂扩散受限

【X 线表现】

（1）宫腔轮廓不规则，甚至狭小、变形。

（2）双侧输卵管狭窄、僵硬、不规则；输卵管闭塞、梗阻。

（3）一般无输卵管囊状积水。

二、慢性子宫输卵管炎

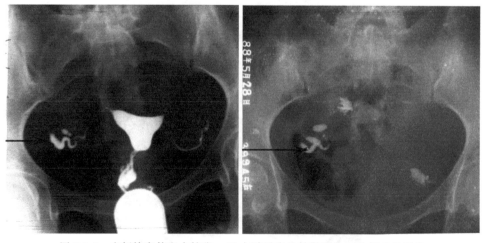

图 6-2-2 右侧输卵管积水扩张，24 小时后未见扩散吸收。左侧未见异常

【X线表现】

（1）输卵管粗细不均，但仍较柔软。

（2）输卵管梗阻时，对比剂不能进入腹腔。

（3）输卵管积水表现为梗阻近侧输卵管明显扩张，粗如拇指呈囊状。

（4）对比剂进入其中则呈油滴状而不弥散，是慢性输卵管炎症的重要表现。

（5）宫腔形态不规整，粘连处可见充盈缺损。

（呆霄源　褚志慧）

第7章
头颈部

第1节　眼及眼眶疾病

一、眼部异物

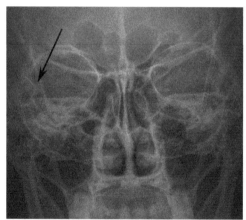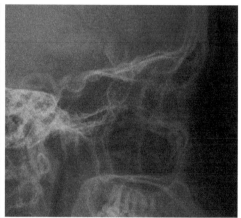

图 7-1-1　右侧眼眶可见条状高密度影，边界清晰、锐利

【X线表现】

眼部异物分透光性和不透光性两种。

（1）透光性异物：如木刺、薄玻璃片、砂粒等X线都能穿透而不能显影。

（2）不透光性异物：如金属碎末和弹片等X线不能穿透，可在X线照片上显影，所以X线检查对这些异物有诊断价值。

（3）其他，如骨骼、橡皮、厚玻璃等，如投照条件良好，或异物位于眼球前部，用软组织条件投照，有时也可显影。

【特别提示】

临床上有外伤及异物进入眼部病史，检查有外伤表现，表浅异物可以看到。

二、眼眶骨折

【X线表现】

（1）眶壁骨折表现为眶壁骨质不连续，可见骨折块移位等。

（2）眶下壁骨折可累及上颌窦，出现上颌窦混浊；眶内侧壁骨折，可出现筛窦透亮度减低。

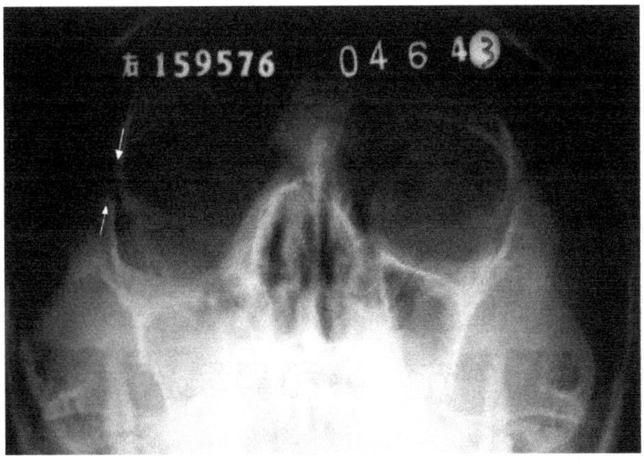

图 7-1-2 右眶外侧壁骨折，骨折线斜向内下，断端轻度分离移位

（3）可选摄眼眶正位或华氏位片观察眶腔、眶底及上颌窦情况。

【特别提示】

眼眶位于面中部，眶上缘向前突出，除眶缘外，眶壁骨薄弱，由于这些解剖因素，在面中部或头颅受到较强的外力打击下容易发生眼眶骨折。一旦有鼻出血要警惕眶内壁骨折的可能。

三、眶内肿瘤

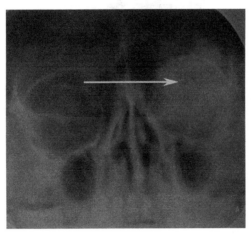

图 7-1-3 左眼眶内见类圆形密度增高影，边界较清，左眶窝扩大，
未见确切骨质破坏征象。诊断：眶内良性肿瘤

【X 线表现】

（1）良性肿瘤通常呈类圆形，边界清楚，光滑。海绵状血管瘤多位于肌肉圆锥内，在视神经外上、外侧或外下侧。泪腺混合瘤位于眶外上方泪腺窝内，压迫眼球可使其变形。

（2）恶性肿瘤通常表现为形状不规则、边界不整齐的占位性病变。

【影像鉴别】

眶内良、恶性肿瘤相鉴别。

【特别提示】

（1）眼眶肿瘤包括原发于眶内组织，继发于眶周围结构的转移性肿瘤。良性多于恶性。

（2）良性肿瘤一般有完整的包膜。眼球突出是眼球后肿瘤最早和最常见的体征。良性肿瘤进展缓慢。

（3）恶性肿瘤，特别是儿童时期的横纹肌肉瘤进展甚快，一二周内即有明显改变。位于眼球侧方的肿瘤，可在眶缘扪及肿块。恶性肿瘤在早期就可出现疼痛、视力减退和眼球运动障碍。

（4）泪腺上皮瘤位于颞上象限；邻近于视神经的肿瘤常有视盘水肿或萎缩；接触于眼球壁的肿瘤，眼底可有向前隆起、水肿或脉络膜皱褶。

第2节　鼻和鼻窦疾病

一、化脓性鼻窦炎

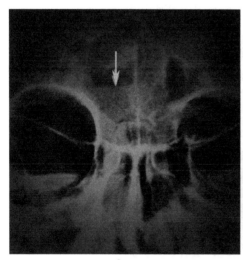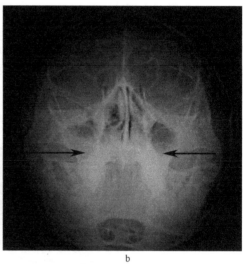

图 7-2-1　a.右侧上颌窦气液平面影，密度较高。b.双侧上颌窦壁内侧见增厚软组织影，
窦外侧壁模糊，窦腔变小

【X线表现】

（1）鼻窦内侧壁内衬线状或波浪状增厚的黏膜影，窦腔积液（脓），窦腔内气液平面影（坐位投照）或普遍密度增高。

（2）窦壁可有硬化。

【影像鉴别】

鼻窦恶性肿瘤：可见窦壁骨质破坏。

【特别提示】

多见于上颌窦，其次为筛窦、额窦，蝶窦少见。

二、鼻窦黏膜下囊肿

【X线表现】

黏膜下囊肿在窦腔内呈局限性边界清晰的半圆形阴影；窦壁骨质完整，无明显破坏或者增生硬化。

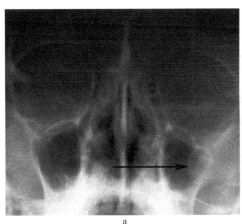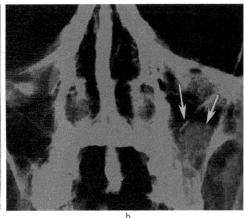

a

b

图 7-2-2 左侧上颌窦外侧壁和底部向窦腔内局限性突出边界清晰的半圆形密度增高影

【影像鉴别】

化脓性鼻窦炎：鼻窦内侧壁内衬线状或波浪状增厚的黏膜影。

【特别提示】

黏膜囊肿系窦黏膜的黏液腺或浆液腺管口堵塞，腺体分泌膨胀而形成。

三、鼻窦骨瘤

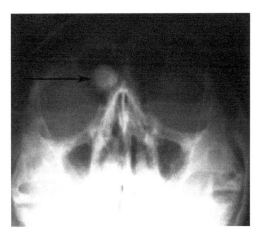

图 7-2-3 右侧额窦内见圆形骨性密度肿块，密度均匀，边缘光整

【X 线表现】

（1）致密性骨瘤于窦腔内显示为均匀致密的圆形骨性肿块。

（2）松质骨型肿块内可见骨小梁结构，周围有薄层骨皮质包绕。

（3）混合型者于致密骨块中混杂有较低密度的松质骨结构。

【特别提示】

鼻窦的良性肿瘤以骨瘤较常见。骨瘤好发于额窦及筛窦，其他鼻窦少见。一般认为骨瘤来自胚胎性软骨残余，多在额骨与筛骨缝处；或因慢性刺激、感染和外伤引起骨膜增生所致。

四、鼻窦恶性肿瘤

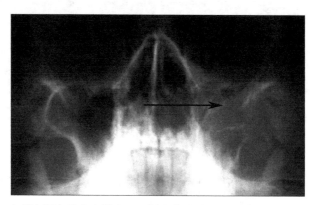

图 7-2-4　左侧上颌窦腔密度增高，上颌窦窦壁破坏，以外侧壁为著，左侧下鼻
甲骨质亦见破坏，上颌窦外侧壁外侧间隙模糊

【X 线表现】

（1）早期，仅表现为窦腔透亮度均匀减低，窦腔骨壁无明显吸收和破坏。少数可直接看到窦腔内有异常软组织影，表面不规则且僵硬，肿瘤基底一般较宽广。

（2）骨质破坏依肿瘤原发部位而定，早期多破坏相应的窦腔骨壁；晚期，骨质破坏多较广泛。

【影像鉴别】

与鼻窦炎鉴别：注意有无鼻出血、恶臭分泌物以及牙齿、眼睛等变化症状。X 线检查可发现鼻窦恶性肿瘤的鼻窦骨质有破坏。

【特别提示】

（1）鼻窦恶性肿瘤的发病部位通常是在上颌窦，筛窦次之，而在额窦以及蝶窦中较少见。

（2）由于解剖位置深，早期多无典型症状，多数患者就诊时肿瘤侵犯已经比较广泛。

（3）由于鼻腔、鼻窦与眼眶、颅底相毗邻，中晚期患者常出现面部、眼部和颅内侵犯症状。发病因素有长期慢性炎症刺激、经常接触致癌或放射性物质等。

（4）一些良性肿瘤如内翻性乳头状瘤有恶变可能。

五、鼻骨骨折

【X 线表现】

（1）鼻骨骨折表现为鼻骨中下部线状透亮影，骨质不连续，骨折块多向下移位。

（2）鼻骨上部厚而窄，下部薄而宽，故多数鼻骨骨折发生于鼻骨下部。暴力的方向和大小决定骨折的类型。多拍摄骨 X 线侧位片。

【特别提示】

（1）鼻骨在解剖上紧邻上颌骨额突、泪骨和额骨鼻突，它们彼此借骨性连接紧密结合在一起，形成正常的鼻额缝、鼻颌缝和缝间骨。

（2）鼻骨骨质菲薄，从鼻尖至鼻根骨质又逐渐增厚，加上特殊的解剖部位，外伤时极易骨折，同时易累及邻近骨结构，形成复合型骨折。

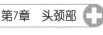

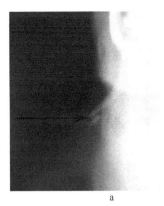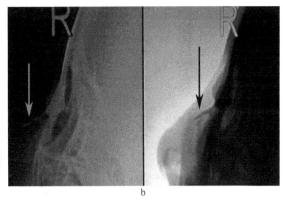

图 7-2-5 a.鼻骨骨折，远断端向下内错位。b.鼻骨远侧骨质不连续

（3）除正常的鼻骨骨缝有时被误诊为骨折外，鼻骨的正常变异也应引起注意，包括鼻骨"内收"或"外撇"状变异，缝间骨以及"驼峰状"或"鹰嘴状"鼻骨尖变异。

六、上颌骨骨折

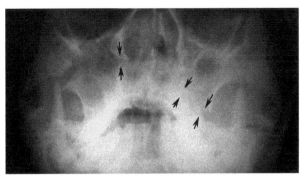

图 7-2-6 此骨折为复杂骨折，骨折线经左侧牙槽突底部、鼻根及鼻背、右上颌骨颧骨缝及眶底，止于颌骨翼突缝

【X线表现】

（1）Le-Fort I 型：骨折线经梨状孔下缘、牙槽突底部、上颌结节，止于颌骨翼突缝。

（2）Le-Fort II 型：骨折线横过鼻根，通过泪骨区、上颌骨颧骨缝，向下外后方终止于上颌骨翼突缝。

（3）Le-Fort III 型：骨折线横过鼻根，经泪骨横过眶底，经颧骨额骨缝、颧骨颧弓缝，向后下方终止于上颌骨翼突缝。

【特别提示】

骨折易发生在骨质薄弱环节，单或双侧。片位选择以华氏位片、颌片、颅底片等为主。

第3节　咽部疾病

腺样体肥大

【X线表现】

（1）鼻咽部侧位片见鼻咽腔顶及后上壁软组织明显肥厚，鼻咽腔气道明显狭窄和变形。

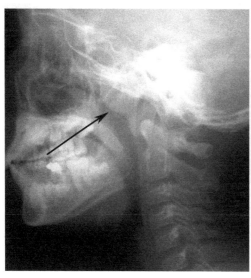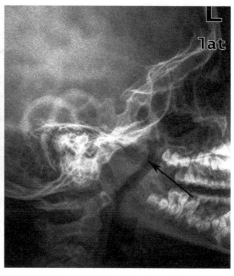

图 7-3-1 鼻咽部侧位片见鼻咽腔顶及后上壁软组织明显肥厚,鼻咽腔气道明显狭窄、变形

(2)肿块增大明显可致气道封闭。

【影像鉴别】

鼻咽癌:侧位片和颏顶位片见肿瘤呈软组织肿块突向鼻咽腔,鼻咽气道变形狭窄;鼻咽腔造影见咽隐窝闭塞,咽壁呈不规则状隆起。晚期见颅底孔扩大及颅底骨质破坏。

【特别提示】

本病常继发于鼻炎、鼻窦炎和上呼吸道感染等。当咽淋巴组织感染后,鼻咽部淋巴组织增生性肥大,严重时充满鼻咽部。

第4节 耳部疾病

化脓性中耳乳突炎

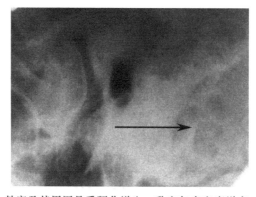

图 7-4-1 鼓窦及其周围骨质硬化增生,乳突气房密度增高,结构模糊

【X线表现】

(1)患侧乳突伦氏位、斯氏位摄片:可见锤骨或砧骨部分吸收破坏;鼓窦及其周围骨质硬化增生,无骨质破坏;乳突气房透亮度减低,气房间隔骨质增厚,结构模糊。

（2）有时在较大气房中可见黏膜增厚影，乳突气房外围骨质有明显增生征。

【影像鉴别】

中耳癌：可见明显骨质破坏。

【特别提示】

患耳长期流脓、听力减退，可有耳鸣、眩晕、头部胀痛。鼓膜紧张部穿孔，听小骨破坏。

第5节　口腔颌面部疾病

一、牙源性囊肿

（一）根尖周囊肿

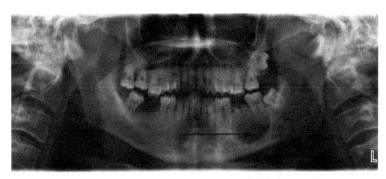

图 7-5-1　下67 根尖区可见圆形低密度区，边缘清晰锐利，见致密的线条影，病牙牙根没有吸收

【X线表现】

（1）以病原牙根尖为中心形成形状较规则、大小不等的圆形或卵圆形低密度骨质破坏区，边缘清晰锐利。

（2）由于囊肿发展缓慢，在囊肿边缘形成一致密的线条影，骨质变薄。

（3）牙可被推压移位，牙根偶有吸收。

【影像鉴别】

根尖脓肿：在根尖区出现一边界清楚，边缘不光滑的小范围骨质破坏的低密度区，骨硬板消失。病变一般较局限，周围可有骨质增生反应。

【特别提示】

根尖囊肿是颌骨内最常见的牙源性囊肿。通常继发于根尖脓肿或根尖肉芽肿。根尖周囊肿常和一死髓牙相连，多无自觉症状。由于牙髓已坏死，牙体无光泽，呈黄色或灰色。囊肿大小不等，直径平均 1～2cm，大者可达鸡蛋大。较大的囊肿常致颌骨膨胀，骨密质变薄，压迫邻牙使其牙根吸收或引起邻牙松动移位。

（二）含牙囊肿

【X线表现】

（1）颌骨中边缘光滑的类圆形低密度影，内含有不同发育阶段的未萌出牙。

（2）所含牙之牙冠朝向囊腔，囊腔边缘附着在该牙的牙颈部。

（3）所含牙数目多为一个，少数也可为多个。

（4）囊腔以单囊多见，多囊少见。周围线状骨质增生硬化，密质骨受压变薄。

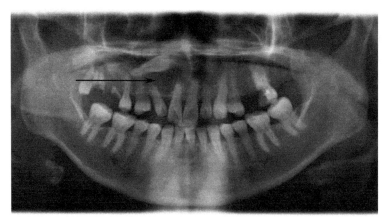

图 7-5-2　(右上颌) 含牙囊肿。3⌐埋伏阻生，牙冠-牙体部见囊状低密度影；
21⌐根尖分离，未见根尖吸收

　(5) 上颌磨牙区的含牙囊肿可突入上颌窦内，

【影像鉴别】

　(1) 根尖周囊肿：根尖周囊肿多有病源牙，边缘硬化。

　(2) 角化囊性瘤：角化囊性瘤沿颌骨长轴发展，牙根可有斜面状吸收。

【特别提示】

含牙囊肿是较常见的颌骨囊肿，可发生于任何年龄组，最多见于 20～40 岁，男性多于女性。

二、牙源性角化囊性瘤

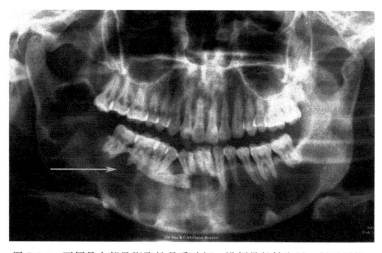

图 7-5-3　下颌骨大部见膨胀性骨质破坏，沿颌骨长轴发展，累及牙根，
可见斜面状或截根状吸收。破坏区边缘清晰

【X线表现】

　(1) 以下颌第三磨牙区及附近多见，单囊多见，多囊者分房大小相近。

　(2) 膨胀性骨质破坏，沿颌骨长轴发展，膨胀以向舌侧为主，常穿破舌侧骨板。

　(3) 累及牙根可见斜面状或截根状吸收。破坏边缘多清晰，但感染时间较长时可模糊。

　(4) 多发性伴皮肤基底细胞痣或癌者称为"多发性基底细胞痣综合征"或"痣样基底细胞癌综合征"，属常染色体显性遗传，可见：大脑镰、小脑幕、蝶鞍韧带钙化。脊柱、肋骨畸形如叉状肋。

【影像鉴别】

成釉细胞瘤：多呈多房样，分房大小悬殊，膨胀以唇颊侧为主，牙根呈截根样吸收。

【特别提示】

本病年龄分布广，但有两个发病高峰期：20～30岁和50岁；男性多于女性，下颌较上颌多见。下颌骨者主要位于第三磨牙区。上颌骨者以第一磨牙后区多见。病变早期多无临床症状，有侵蚀性，多向舌侧膨胀。易并发感染，个别可转化为成釉细胞瘤或恶变。多发者多有遗传性；手术不彻底易复发。

三、成釉细胞瘤

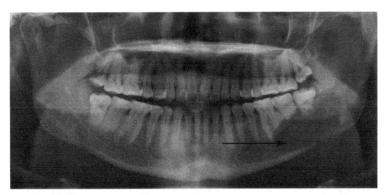

图7-5-4　左侧下颌磨牙单囊性低密度影，呈膨胀性，病灶内牙根可见截根状吸收

【X线表现】

（1）多房型：最多见，分房大小悬殊，大房大、小房小；膨胀以唇颊侧为主，其内可含牙或不含牙；易向牙槽突浸润生长，牙根被推挤分离，可致牙脱落。病灶内牙根可见锯齿状或截根状吸收。

（2）单房型少见，呈单房状低密度区，边缘有切迹或子囊存在；下颌第三磨牙区瘤体内常见含牙。

【影像鉴别】

角化囊性瘤：单囊多见，多囊者分房大小相近。膨胀性骨质破坏，沿颌骨长轴发展，膨胀以向舌侧为主。

【特别提示】

颌骨膨胀破坏以向唇颊侧为主；牙根呈锯齿状或截根状吸收；向牙槽间隔内浸润并易致骨硬板消失。肿瘤边缘可有部分硬化。牙齿可被推移，脱落；瘤内罕见钙化；瘤内可含牙。

四、球状上颌囊肿

【X线表现】

（1）属于面裂囊肿，非牙源性囊肿。

（2）特定的发病部位：发生于上颌侧切牙和尖牙之间的囊肿。

（3）X线特点：在上颌侧切牙和尖牙（均系活髓牙）之间有倒梨形囊状透亮区并可见两牙根被推分开。

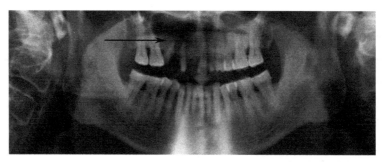

图 7-5-5 43̲根尖区囊状低密度影，边缘清晰，可见硬化边，牙根未见吸收

【影像鉴别】

角化囊性瘤：单囊多见，多囊者分房大小相近。膨胀性骨质破坏，沿颌骨长轴发展，膨胀以向舌侧为主。

【特别提示】

囊肿多见于青少年。初期无自觉症状。若继续生长，骨质逐渐向周围膨胀，则形成面部畸形。

五、牙源性纤维黏液瘤

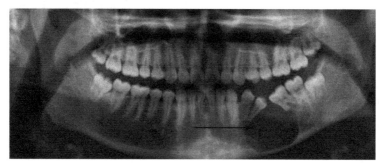

图 7-5-6 左侧下颌磨牙根尖区见囊状低密度影，边缘清晰，其内可见索条状高密度分隔影

【X 线表现】

（1）肿瘤为界限清楚的透亮区，呈单个或蜂窝状或泡沫状阴影，大小不等，边缘多不整齐，有白色分隔条纹穿越密度减低的区域。

（2）典型的颌骨黏液瘤房间分隔似"火焰状"，骨皮质消失。

（3）牙根可呈扇形分离，个别牙根有吸收，还可见肿瘤内有阻生牙存在。上颌窦腔模糊不清，密度呈不均匀的增高，系肿瘤侵入窦内所致。

【影像鉴别】

成釉细胞瘤：多呈多房样，分房大小悬殊，膨胀以唇颊侧为主，牙根呈截根样吸收。

【特别提示】

牙源性黏液瘤为少见的颌骨肿瘤，多见于青壮年，上下颌骨均可发生，但以下颌骨多见。其部位为下颌骨前磨牙区和磨牙区，肿瘤生长缓慢，早期常无自觉症状。但长大时，引起颌骨膨胀。

（翟长彬　王宁）